人は生きる

矢作教授『人は死なない』が啓示する生きるための知恵

basilico

人は生きる

矢作教授『人は死なない』が啓示する生きるための知恵

目次

第二章 老

第三章 病

第四章　死

装丁●松木美紀

はじめに

本書は、小社刊『人は死なない』の著者、矢作直樹教授への数回にわたるインタビュー、および『人は死なない』をはじめとする教授の著作を資料として、編集部が独自にまとめたものです。

二〇一一年に発刊された矢作教授の『人は死なない』（小社刊）は、発売直後から大きな反響を呼び、現在（二〇一四年）一九刷、累計一八万部のベストセラーとなっています。

『人は死なない』で展開された論考のテーマは、「絶対的力＝摂理」と「魂魄の永遠＝霊性」です。ここでいう摂理とは、人間を含む地球における全存在、さらに宇宙全体におよぶ森羅万象を完璧なシステムとして創造し司る意思、宗教でいうところの「神」のような存在のことです。そして、霊性とは肉体が消滅した後もなお続く生命の在り方、すなわちスピリチュアリティを指しています。

矢作教授は、この「摂理」と「霊性」の存在について、宗教、医学、宇宙物理学、スピリチュアリティ関連の文献や各種レポート等、そして自らの臨床現場や個人史における体験を援用しながら、様々な角度から考察を重ねています。

『人は死なない』がこれほど多くの人々に読まれたのには、いくつか理由があるように思われます。

まずひとつあげられるのは、矢作教授の柔軟な学問的感性です。教授は、我が国における近代医学の牙城ともいえる東大医学部附属病院で、救急部部長兼集中治療部部長という重職を担う、いわば自然科学の一分野におけるエキスパートです。しかし、そうした環境に身を置きながらも、教授は科学の限界についてはっきりと認識し、一見非日常的、非科学的とされる諸事象に対してもアプリオリな偏見を持っていません。科学が万能視される現代ですが、「時間」および「空間」の起源と無限性をはじめ、自然科学の体系ではほとんど永遠に解決できそうもない問題はいくつもあります。また、矢作教授の所属する医療分野でも「人間はほとんど何も知らない」ことを、教授は同書で率直に認めています。

このように、教授が自然科学という知の体系の専門家でありながらも、それとは別次元の知の体系に思索を広げた点に、同書が支持された理由のひとつがあるのではないでしょうか。

もうひとつの理由は、読者自身の側にあるのではないかと推察されます。読者、すなわち現代を生きる日本人は、世界最先端の消費社会、言い方をかえれば消費社会の極北に置かれています。そして、先端消費社会を担保するのは唯物論と欲望肯定論です。

しかしながら、こうした社会は、人が人として生きていくのに、ある意味で非常に過酷な環境といえます。すべてが相対化され、愛や倫理といった既存の価値が崩壊し、超越的存在も否定された、精神の「寄る辺なき世界」を、人は果たして生きていくことができるのでしょうか。

社会全体に色濃く疲労感が漂う現在、日本人は内省の時期に入っているようにも見受けられます。「宗教を持たない民族」と一般にいわれる日本人ですが、たとえば葬儀でのスピーチで故人に対し「向こうで待っていて下さい」といったように、彼岸の世界を前提とした呼びかけを、慣用的にではあれ、しばしば行っているのは周知の通りです。習慣とは、歴史に裏打ちされたものであり、ふとした瞬間に表出する自然への畏敬（摂理＝神の存在）、祖霊への祈念（霊性＝魂魄の存在）といった思いは、誰にでもあるのではないでしょうか。そして、それは古来より連綿と続きながら日本人の裡に宿る潜在的記憶に他ならず、その記憶が『人は死なない』という書を通底するモチーフと共鳴したのではないかと思われます。

さて、本書は『人は死なない』で述べられた理念を受けて編まれたものであり、人が生まれて死ぬまでの間、つまり人の寿命の総体をテーマとしています。

内容構成は、仏教用語である「生老病死」を借用し、人生を四つのステージに分けて、『人は死なない』で論述された「摂理」と「霊性」に対する認識をベースに、それぞれのステージの意味を探求しています。

本書が『人は死なない』と同様、読者にとって生きるための癒し、そして勇気をいささかでも供する書となればこれに勝る喜びはありません。

なお、いうまでもなく、本書は矢作教授の存在なくして成立しませんでした。

多忙な身であるにも関わらず、編集部の素朴な質問にひとつひとつ丁寧に答えていただいた矢作教授に深謝致します。

バジリコ編集部

第一章　生

いきなり禅問答のような問いかけになってしまいますが、人間はなぜ生まれるのか。この単純な問いに対する答えるのは、なかなか難しいのではないでしょうか。

私たちは、女性の卵子が男性の精子を受精し、胎内で人間の姿に形成され、一人の人間として生まれてくるということは、生物学的な因果律として認識しています。

けれども、なぜその時その男性とその女性の子として生まれるのか。数多《あまた》存在する男女の中でなぜその二人が出会ったのか。また、子どもの誕生は果たして偶然なのか。それとも、そうした因果律とはまったく別の力が働いたことによる必然なのか。

そうして考えると、何かの縁《えにし》によって人がこの世界に生まれるという事自体、ひとつの奇跡のような気がしてくるのではないでしょうか。

一●生誕と成長

この地球上に生まれ来るどの生命を取ってみても、同じ生命は二つと存在しません。たとえば、一卵性双生児といえども、それぞれはまったく異なる個体です。他のどのような存在とも異なった、たったひとつのオリジナルな個性を持つ存在がこの世界に現出する。考えてみると、これは実に不思議なことではないでしょうか。

●人類の起源

生命はいつ、どこで、どのようにして誕生したのか、その起源、また実相はどのようなものだったのか。

古来、生命の起源に関しては様々な研究がなされてきました。

現在の自然科学では、化学反応によって無機物から有機物が発生し、最初に原始的な生命体が生まれ、それが長い時間をかけて分化と進化を繰り返しながら、より複雑な生命体に変化していったと説く、進化論をベースとするいわゆる化学進化説が有力になっています。その他にも、生命の起源については様々な考え方が提唱されています。

ただ、進化論を含め、どれもみなあくまで仮説しかありません。実験レベルにおいて観察・再現されているわけではなく、理論的にも決定的な解答は得られていないのです。

仮に化学進化説なら化学進化説が正しいとして、私たちは再び問いかけます。

生命は偶然に発生したのか、それとも自然科学の領域とは別次元の、人智を超えた何か大きな力のようなものによって必然的に発生したのか、と。

ところで、人類はいつ誕生したのでしょうか。

一般には、猿人、原人、旧人、新人、といった段階を経て、現在の人類となったとされていますが、後述するように人類をどう定義するかによってその誕生の時点は異なってきます。

猿人はアウストラルピテクスと呼ばれ、アフリカでその骨が発見されています。四〇〇万年~三〇〇万年前に生息したとされますが、他のサルと明確に異なるのは、直立二足歩行だった点です。また、二〇〇万年前になると、ホモ・ハビルスと呼ばれる猿人が現れ、原始的ながら石器を使い始めました。この猿人は、進化論的な位置付けとしては、初めてのヒト属（ホモ属）とされます。

次の段階（約一八〇万年前）では、ホモ・エレクトゥスと呼ばれる原人が登場します。よく知られているのは、ジャワ原人と北京原人です。ジャワ原人は初めての原人とされていますが、その脳は猿人の二倍強の大きさになっています。また、五〇万年前に現れた北京原人は、火を使い始めます。

約三〇万年前になると、旧人類が登場します。代表的旧人類としてドイツで化石が発見されたネアンデルタール人（ホモ・ネアンデルターレンシス）が知られています。このネアンデルタール人は、三万年前まで生存していましたが、特記すべきは初めて葬式跡が発見されていることです。しかも、周囲に花粉が存在することから花を飾ったと推測されています。太古に生きたネアンデルタール人が、墓をつくって死者を弔い、そこに花を添える場面を想像すると、何やら胸を衝くものがありますね。

二〇万年前になると、いよいよ私たちと同じホモ・サピエンスである新人類が現れます。代表されるのは、フランスで化石が発見されたクロマニヨン人です。クロマニヨン人は、フランスのラスコー、スペインのアルタミラといった洞窟に壁画を残していることで知られています。原初の絵画です。ここまでくると、プリミティブとはいえ、本質的にはほとんど現代人と同じ感性を有していることがわかります。

なお、旧人類であるネアンデルタール人と新人類とは、従来断絶しているとされていましたが、実は混血があったことが近年わかってきました。

以上、非常に大ざっぱではありますが、人類の進化と呼ばれる各段階を紹介しました。さて、それでは人間はどこから人間となったのでしょうか。

●サルと人の間

ここで、進化論と人間の存在について、少し考えてみましょう。

ダーウィンの進化論（ダーウィニズム）については、ほとんどの方が学校で学んだはずですが、その骨子はこうです。

現在の生物界はひとつの原始的生命体からいくつもの種が分化し、適者生存（自然淘汰）という原理のもとに長い時間をかけて進化を遂げた結果として構成されている。

ただ、一九世紀に登場した初期の進化論はその後、遺伝学、行動生態学、生物統計学、そして分子生物学、ゲーム理論といった先端科学によって批判・修正を施され、いまなお新しい研究成果が日々加えられています。つまり、進化論自体も進化の途上にあるわけです。

にも関わらず、いまだに人間はサルが進化したものであり、人間とサルは親戚のようなものだと考えている人が少なからずいるようです。しかし、それは大きな間違いです。人間は、毛皮を脱いだサルではありません。

確かに、サルのＤＮＡの九九％は人間と同じであるとされています。けれども、それはあくまで形態に関して近しいということの証左でしかありません。人間とサルは、その本質においてまったく異なった存在です。

また、完全なる二足歩行、高度に発達した脳による言語や道具の獲得といった人間の特徴は、他の動物との生物学的な差異でしかなく、人間の存在の本質ではありません。

では、人間をサルやその他の動物と決定的に異なる特別な存在としているのは何なのでしょうか。それは、たとえば宗教のように生と死、魂魄、宇宙の森羅万象、万物を創造し司る絶対的な力（摂理あるいは神）といった、いわば目に見えない抽象的概念に対する思索力にあると考えられます。

このように、人間はある意味で特別な存在なのですが、その一方で、地球を含めた全宇宙という壮大な自然界のシステムの中に組み入れられ、様々な自然環境や他の生命と調和して生かされている存在であることも忘れてはなりません。

進化論についていえば、現在でも宗教界の一部では完全に否定されています。しかし、進化生物学が属する自然科学という知の体系と、宗教のような別次元の知の体系を混同してはならないでしょう。自然科学の概念と、摂理や霊性といった別次元の概念を、二項対立的に捉えるべきではないということです。

生命の起源や進化については、先に述べたようにその実証が困難です。生物学上の常識となった観のある進化論にしてもあくまで仮説であり、その理論体系とはまったく異なった原理の上に生物が存在している可能性も否定されていません。

いずれにせよ、自然科学といいながら、人間が自然界に関して把握している知識は極めてわずかなものでしかないという事実を、私たちは頭に入れておくべきです。

ともあれ、人間は唯一無二の個性を有した存在としてこの世に生まれたその瞬間から、すべての身体機能が停止する瞬間、すなわち「肉体的な死」に向かって旅を始めます。その旅の始まりから終わりまでの長さを、私たちは「寿命」と呼んでいます。

二●人体の神秘

私たちは、ふだん生活する上で自らの身体がどういったメカニズムで活動しているか、ほとんど意識していません。しかし、「身体」という超精密かつダイナミックなシステムは、現在解明されている機能だけでも、想像を絶するような在り方となっています。

●成長の仕組

母親の胎内に受精卵というひとつの細胞として生命が宿った時から「生」はスタートし、人間は成長と発達を遂げていきます。

医学的には、成長とは量的拡大（たとえば身長や体重）、発達とは質的成熟（たとえば言葉や運動を覚える）を指します。

そのメカニズムは、おおよそ次のように説明することができます。

母親の胎内で卵子と精子が結合したひとつの受精卵は、細胞分裂を繰り返しながら分化し始め、ある細胞からは手ができる、別の細胞からは消化管が、骨が、神経が……といった具合に、個々の細胞がそれぞれめざすところまで成長していき、人体として完成します。私たちの肉体はそのすべてが細胞によって構成されています。そして、この細胞が増えることがすなわち成長なのです。

どの細胞からどの部位が作られるかはあらかじめ決まっていて、肉体の成長はそれに従っています。一つひとつの細胞の大きさは百分の一ミリほどで、それほど変わりません。また、どの細胞も、その機能を指示する設計図のような役割を持つ核酸（DNA、RNA）を内部に有しています。

不思議なことに、手も足も頭も、あるいは内臓の大きさも、骨の太さもすべて、あらかじめ決まった範囲の中に収まります。地球という自然環境のもとで人間が一定レベルの活動を営むには、私たちがいま持っている体の大きさがちょうどいいと決まっている（決められている）からです。

そして、こうしてでき上がったすべての器官の細胞が、来る日も来る日も新陳代謝を繰り返していきます。新陳代謝とは、先ほどまで生きていた細胞が次の瞬間には死に、DNAの指令（遺伝情報）によってまったく同じ形質の新しい細胞に置き換わることをいいます。こうした仕組みがあることによって、どの器官もその機能を持続できるのです。

ところで、人間の成長のピークは一般に二〇歳から三〇歳ぐらいといわれています。ピーク時には約六〇兆個もの細胞から成る成熟した体になりますが、それにはかなり個人差があるようです。

細胞レベルだけで考えるなら、たとえば、肌は新生児の時がピークです。一八、一九歳の女性の肌がどんなにピチピチ、ツルツルしていても、赤ちゃんの肌にはかないません。また、脳の神経は、生まれてからもニューロン（神経細胞）がシナプス（神経細胞どうし、あるいは神経細胞とほかの細胞との間で行われる信号伝達などの活動に関わる接合部のこと）を作りますが、細胞それ自体にはほとんど変化がありません。一方、肺の細胞は、生まれた後もなお分化を続けるので、細胞レベルでのピークは二、三歳といったところでしょう。

こうした成長の全体的ピークを分水嶺として、前半を「成長」、後半を「老化」と捉えることもできます。走る、跳ぶ、ボールを投げる、バーベルを上げるなどといった運動能力、また、「可塑性」に関わる部分、たとえば環境変化への対応、疲労の回復スピードなどについては、特にそれがはっきりしています。

細胞は、ある程度分化すると、プラトー（高原）といって同じ細胞を作り替える（新陳代謝の繰り返し）だけの状態になります。プラトーを過ぎると同じレベルを保つか、そうでなければ下降の一途をたどっていきます。下降とは、具体的に言うと、①変性（たとえば心筋細胞が繊維になってしまうなど）、②ガン化、③壊れる（死ぬ）という三つの道筋のことです。

ともあれ、このように一秒あたり五〇〇〇万個ともいわれる細胞が死滅と再生を繰り返し、成長しながら生命活動を維持するわけですが、考えてみると人体というのは何とも驚異的かつ神秘的ともいえるシステムです。

ひとつの生命体の中で六〇兆個もの細胞が活動し、しかも有機的に連携している。その機能の組み合わせは天文学的というか、私たちが物理学や化学、工学で接する数とはおよそ桁が違い、まさに小宇宙と言ってもいいほど複雑かつ高度に完成されたシステムです。これから先、どんなに精密なコンピューターが開発されようと、人体に匹敵するシステムを作ることは不可能とされる所以です。「小さい」といっても、何しろ人体は宇宙なのですから。

●遺伝子と人間の宿命

さて、ここで遺伝子について考えてみましょう。

遺伝子という言葉は、ゲノム（遺伝情報の総体：二二対の常染色体と性染色体、そしてミトコンドリアのゲノムから成る）もしくは染色体の特定の位置に占める遺伝の単位で、最近は固定した位置にあるばかりでなく、増幅したり二つの遺伝子がつなぎ合わさったりといったダイナミックな変化をすることがわかってきました。

非常に大ざっぱな説明になりますが、人間の体細胞の核にはゲノム（ヒトゲノム）があり、ゲノムの中に染色体があり、その染色体の中に核酸（ＤＮＡ、ＲＮＡ）があると理解してください。そして、遺伝子は生体の維持・活動に必要な様々な働きをすると同時に、細胞の新陳代謝の過程でそれぞれに固有の身体的形質、行動的形質をコピーするとされています。遺伝子は、他にも種々の重要な機能を担っているので、生命現象の設計図と言われています。

近年の分子生物学の発達は目覚ましく、ゲノム、ＤＮＡや遺伝子に関しても様々な研究成果が発表されています。ただ、ＤＮＡを例に取れば、機能についてわかっているのは全体の三パーセント程度でしかなく、しかもそのほとんどが病気の発現に関わるものです。その他の働きに関してはほとんどわかっていないのが実情なのです。

ところで、遺伝子研究に従事する学者の中には、いわゆる「遺伝子絶対論」を唱える人もいます。これは、生まれつき備わっている遺伝子がその人間のすべて、つまり身体的形質だけでなく、社会行動をも含めた行動的形質を漏れなく決定するという考え方です。

仮にこの考え方が正しければ、人間は生まれ落ちた時からその人生が決定づけられていて、何人たりともその因果律からは逃れられないということになります。
となると、人間の運命はあらかじめ決まっているのだから何を試みても無駄という、身も蓋もない結論になってしまいます。ただ逆に、すべてが決まっているのだからあれこれ気に病んでも仕方がないと捉えることもできるわけで、ある意味気持ちが楽になるという考え方もあるでしょう。

しかしながら、事はそう単純ではありません。

人間の心身がたどる一生のすべてを遺伝子が決定するという考え方は、極めて特殊かつ極端な理論であるように思えます。

確かに、遺伝子がその個体の形質を決定づけるのは事実です。特に容姿など身体的な側面についてはそうでしょう。けれども、それはあくまで形質でしかありません。

考えてもみてください。たとえば、ピカソが天才画家でありその才能を遺伝子が担保しているとしても、彼が絵を描く（描ける）環境になかったとしたら、また絵を描く修練を積まなかったとしたらどうでしょう。ピカソがその名を人類史に刻むことはなかったはずです。また、体についても、脂肪体質の人がトレーニングによって筋肉質の体に変わるというのは決して珍しいことではありません。

つまり、遺伝子が教育や社会的影響などの環境要因から排他的に独立して、一人の人間の運命を決定づけているという確証はどこにもないのです。

こうして見てくると、人間の一生は本当に遺伝子と環境だけで決まるものなのかという疑問が湧いてきます。

答は否です。一卵性双生児のように遺伝子や生育環境が完全に同じであったとしても、その生き方は当然のことながら違うのです。

私たち人間はこの世に生を受けた時から、遺伝子とともに、「自由意志」という能力を授かっています。この「自由意志」こそ、人間を人間であらしめている大きな要因のひとつです。

私たちは、人生の様々な局面で様々な「選択」をしながら生きています。つまるところ、人間は自らの意志で固有の人生をつくることが可能なのです。

一九七六年、進化生物学者のリチャード・ドーキンスが著した『利己的な遺伝子』という本が世界的なベストセラーとなり話題になりました。ドーキンスはこの本の中で、動物や人間の社会行動の進化を遺伝子からの視点で解き明かそうと試みていますが、そのモチーフは、「われわれは遺伝子という名の利己的な分子を保存するべく盲目的にプログラムされたロボット機械なのだ」という一文に要約されます。まさに「遺伝子絶対論」の嚆《こう》矢《し》ともいえる著作です。

もっとも、著者からすれば、「利己」だの「機械」だのといった言葉は、自分の研究する進化生物学という自然科学上の理論をわかりやすく説明するための比喩に過ぎず、それ以上でも以下でもなかったのかもしれませんが。

いずれにせよ、こうした還元主義、決定論からは、人間の生命の実相、その存在の本質は見えてきません。

三●生命《いのち》の価値

日本に限らず世界のどこでも、為政者から知識人、そして一般庶民にいたるまで、人々はよく「人の命は尊いものだ」、「命を大切にしよう」といったことをいいます。要するに、人類の公式見解のようなものです。

その一方、人類は為政者の命令の下、あるいは自然発生的に、一日たりとも休まず、世界のどこかで倦むことなく盛大な殺し合いをしてはいますが。

それはさておき、なかば人類の常識となっている「人命の尊重」、そのこと自体はもちろん間違った価値観ではありません。

ところで、人命に関するこうしたものいいの背景となっているのは、通常ヒューマニズムです。「人道主義」、「人間中心主義」と訳されることが多いヒューマニズムですが、その思想的基盤は近代西洋に発した啓蒙主義にあります。したがって、ヒューマニズムは啓蒙主義の背骨となっている科学主義と相似をなす価値観ともいえます。そして、そこに通底するのは、「善」や「真理」の拠って立つ処を神ではなく人間の「理性」に置こうとする価値観です。

しかし、命はなぜ大切なのかと問う時、こうした人間至上主義とは異なった視点もあります。それは、人間（および全生命）は、何がしかの理由によってこの世界に生かされているという視点です。

● 生命の定義

さて、生命とは何かということについて考える時、ひとつ興味深い事例があります。それは、最近話題になっている「新しい出生前診断」です。読者の中にも新聞記事やテレビなどでご存じの方がいることでしょう。

「新しい出生前診断」とは、妊婦の血液を採取し検査することによって、ダウン症など三パターンの染色体異常がほぼ確実にわかるというものです。三五歳以上の高齢妊婦が対象ですが、妊娠一〇週目から検査が可能で、ダウン症の場合、九九・一%の精度で検出が可能とされています。

当初の予定では、二〇一二年九月中にも国内の施設で新方式の臨床研究が実施されるはずでした。しかし、採血だけで診断できるため、「出生前診断」が容易に「出生前堕胎」につながりかねない、すなわち「命の選別」につながる懸念があるということで、日本産婦人科学会が「ガイドラインが策定されるまで自粛を」との声明を発表したため、いまだ実施には至っていません。

確かに、こうした出生前検査・診断が一般的に行われるようになると、胎児に何らかの障害があるとわかった場合、人工中絶という選択をする親が増える可能性は少なくないでしょう。というより、出生前診断とはもともと人工中絶を前提としたものなのです。

ちなみに、人工中絶はほとんどすべての非カトリックの国で認められています。ただし、その是非については現在でも賛否両論があり、様々な論議がなされている、古くて新しいテーマであることも事実です。

ダウン症などの障害を持った子どもが生まれることがあらかじめわかるとすれば、その子どもの将来にわたる苦難（同時に自分たち親がこうむるであろう苦難）を思い、人工中絶を選択する人の気持ちもわからないわけではありません。そうした人たちからすれば、この出生前診断はまさに福音ともいうべき科学技術なのかもしれません。

また、障害以外にも、様々な事情によって「望まない妊娠」を余儀なくされ、人工中絶を選択する人も数多くいます。人それぞれに個別の事情とそれに対する個別の意志（まさに自由意志）があるので、人工中絶の是非についてここで結論を出すつもりはありません。結論を出すつもりはありませんが、次のような事柄については、しばし黙考してみるのもよいのではないでしょうか。

すなわち、母親の胎内の受精卵や未完成の胎児は生命ではないのか。たとえばダウン症を持って生まれることが確定した胎児は人間ではないのか。障害を持って生まれた人間の人生における幸不幸について誰が断定できるのか。およそこの世に生を受けて生きる生命の中に意味のない存在などあるのか。

●科学主義の陥穽

それに関連して思い起こすのは「優生学」に関する議論です。みなさん方の中にも、「優生学」という言葉を耳にしたことのある人は少なくないでしょう。

優生学とは、ほんの百年足らず前、二〇世紀前期にほとんどの先進国で大流行した学問（というよりある種の思想）で、狭義には「生物の遺伝構造に手を加えることによって人類の進歩・進化に貢献する応用科学」と定義されています。

その目的は「知的・身体的に優秀な人間の創造と劣等な人間の抑制」、「身体的、精神的疾患の撲滅」、「人的資源の保護」など様々で、具体的手段としては産児制限・人種改良・遺伝子操作などがあります。

もうおわかりのように、優生学の基盤となっているのも進化生物学と遺伝学です。このことから、人間社会においても淘汰による進歩を促すべきとする優生学の考え方を「社会ダーウィニズム」と呼ぶこともあります。

さて、他の学問と比べて優生学が特異なのは、それが国家単位で政策として取り入れられ、法制度として国家意志のもとに組織的に施行されてきた点です。

その極端かつ悲惨な事例として挙げられるのが、ナチスドイツの国家政策です。優生学に心酔していたヒトラーは、ドイツ民族の優れた血の純潔を保護・維持しさらに改良すると称して、ユダヤ人に対するジェノサイド（抹消政策）、精神障害者や知的障害者、同性愛者に対する強制断種、強制安楽死、また長身で金髪碧眼のドイツ的な男女の強制結婚による民族改良等々、数々の蛮行を試みました。

では、優生学はナチスの専売特許なのかというと、そんなことはありません。

アメリカではドイツに先駆けて、一九〇七年にインディアナ州で世界初の断種法が制定されています。ドイツのように組織的な殺戮こそ行われませんでしたが、その後全米三〇州において同様の断種法が制定され、一万件以上の強制断種が実施されています。その他にも、優生学的政策として、一九二四年に絶対移民制限法が制定されています。その目的は「劣等人種の移民が増えることによるアメリカ人の血の劣等化を防御する」というもので、何と一九六五年の改正まで施行されていました。

このように、優生学に関してはアメリカのほうがドイツの先輩なのです。

またスウェーデンでは、優生計画に基づき、六万人を超える知的障害者等「不適格者」に対して強制断種が実施され、一九七〇年代まで続きました。同様の政策はヨーロッパ各国で近年まで行われていました。

さて、日本の場合はどうでしょうか。

優生学の後進国である日本では、欧米に遅れること約半世紀、一九四八年に優生保護法が施行されています。その対象とされたのは、遺伝性疾患の保有者、精神病患者、精神薄弱者等ですが、感染症であるにも関わらずハンセン病患者もその対象に含まれました。

もっとも、ハンセン病に対する隔離はそれよりさかのぼること三〇年余、一九一五年から実施されていますし、一九四〇年には、優生保護法の前身といってもいい国民優生法（断種法）が施行されています。そして驚くべきことに、優生保護法は一九九七年の改正まで旧来の内容のまま続いていたのです。

ナチスドイツが実行した政策への反省と人権思想の広がりによって、二〇世紀の終わり頃になると、優生学は表面上その影を潜めましたが、科学、合理主義を装った優生思想への誘惑は根深く、現在でも姿を変えて続いているとみていいでしょう。

近代以降西欧で体系づけられた自然科学は驚異的な発展を遂げ、人類に多大な恩恵をもたらしました。しかし、自然科学とて人智の枠を超えたものではなく、盲目的な科学信仰は時として、「合理性」という大義名分のもとに、人間に潜むグロテスクな暗部を曝け出すことがあるのです。

●「生」の意味

みなさんもご存じの通り、京都大学の山中伸弥教授が「成熟細胞が初期化され多能性を持つことの発見」により、二〇一二年のノーベル生理学・医学賞を受賞しました。

山中教授の研究内容は、具体的に言うとｉＰＳ（ヒト人工多能性幹）細胞の培養技術の開発です。ｉＰＳ細胞とは、体細胞にいくつかの遺伝子を導入することにより、ＥＳ（胚性幹）細胞のように多数の細胞に分化できる分化万能性と、分裂増殖後もそれを維持できる自己複製能を持たせた細胞のことです。

このｉＰＳ細胞の培養技術が確立されれば、たとえば患者の皮膚から採取した細胞からｉＰＳ細胞を作り、それを患部の臓器等に分化誘導することが可能となります。つまり、理論上は患者自身の細胞から移植用の新しい組織や臓器を作り出すことができるというわけです。また、自分の細胞を使うわけですから、臓器移植に伴う倫理的な課題や拒絶反応の問題も解決できるとされています。なお、現在臨床で試行されている脂肪幹細胞も同様の可能性があるものと考えられています。

ともあれ、このような研究によって再生医療は大きく前進する可能性を秘めているものと思われます。のみならず、このような細胞を用いて、これまで有効な治療法がなかった難病の原因究明や、創薬のためのツールを作り出すことも期待されています。

山中教授のｉＰＳ細胞に限らず、近年の遺伝子操作による医療技術の進歩には目を見張るものがあります。いわゆるクローン技術もそのひとつと言えるでしょう。

クローンについていえば、既にマウス、ネコ、イヌなどを使った実験で、不完全ながらもその作製に成功しています。したがって、近い将来人間のコピーができる日が来るかもしれません。想像すると少々不気味ではありますが、少なくとも理論上は可能でしょう。

では、仮にあなたのクローンを作ることに成功したとして、あなたとあなたのクローンは同一人物でしょうか。答えは否です。クローンとは、細胞や遺伝子が複製されたものであり、身体レベルでは完全に同一の人身体ができるかもしれません。しかし、それはあくまで体の話です。これに対し、クローンには本質が存在しません。つまり魂魄がないということです。魂魄はコピーが不可能であり、それを持たない人体は人間ではないのです。そして、この魂魄こそ人間の本質に他なりません。

喜怒哀楽という言葉に示されるように、人間は生きている中で様々な局面に遭遇します。人生は病気や事故、災害、親しい人の死など、ある意味で苦痛の連続なのかもしれません。しかし、逆説的な言い方になりますが、だからこそ私たちは「生」の意味を噛みしめることができるのではないでしょうか。

繰り返すようですが、この世界は偶然にでき上がったものではなく、何らかの大きな力ないしは意思（摂理）によって創られたものであり、あらゆる存在は摂理によって与えられた存在すべき必然的な理由があり、意味のないものは何ひとつとして存在しないのです。もとより、摂理のありようは人間の善悪、倫理などをはるかに超えており、その意思を私たちが推し量ることなどできません。

しかし、摂理に思いを馳せることによって、私たちが生まれ、生かされていることの意味を少しでも自覚し、一見苦悩に満ちているように思われるこの世界であっても、生きている間は一日一日をしっかり生きようとしなければならないのではないでしょうか。

第二章　老

私たちは、ひとたび「生」を受けたその瞬間から「死」に向かって歩み始め、寿命を全うします。そして、「老」とは「死」に至る前段階の身体的変化を伴うひとつのステージと言うことができます。

ただ、「老」と言われても、二〇代はもちろん、三〇代、四〇代では、誰しも気持ちが前を向いているので、それほど実感がないはずです。しかし、身体的機能は一般に二〇歳をピークに、その後少しずつ衰えていきます。そして、働き盛りを過ぎる頃から、身体の機能があちこち低下し始める、体力が落ちてくる、といったように否応なしに年齢を感じるようになります。また、肉体面だけでなく、記憶力や判断力なども衰えを実感することが少なくないでしょう。いわゆる老化の始まりです。

一●細胞の老化

人体が六〇兆個あまりの細胞でできているということは既に述べた通りです。人間の寿命とは細胞の寿命（細胞分裂の限界）と同義ですから、老化とは、時間の経過とともにこの細胞が壊れたり減少したりすることによって、身体が形態的かつ生理的に衰退し、全般的に生理機能が低下する現象ということができます。

老化の具体例をあげると、形態的には身長の短縮や背骨の湾曲、皮膚のタルミやシワ、生理的には視聴覚の不調や記憶障害、運動能力の低下、抵抗力（免疫力）の低下等々、様々な変化があります。これらの変化はすべて、細胞の老化や死滅によって起きる現象です。また、老化に伴い様々な病気も多発しやすくなります。

もっとも、老化の発現の時期や程度に関しては相当な個人差があるようです。

ただ、細胞という面に限ってみれば、体中ほとんどの箇所で衰えが進行していくのは動かしがたい事実です。いささか雑な言い方になるかもしれませんが、細胞内の「代謝経路」にさまざまなゴミがたまってくると、どんな組織もその機能が日に日に低下していくからです。

組織を構成する「細胞の数」自体は生涯さほど変わりません。細胞が分裂する回数は生まれつき決まっていて、その回数に達すれば、それ以上増えることはないからです。

しかし、「細胞の量（断面積）」は、年齢を経るとともに大きく減っていきます。そのため、見た目は同じような大きさの筋肉があったとしても、それは脂肪と結合組織が増えているだけで、機能は大きく低下しているということになります。

一番わかりやすいのは皮膚です。みなさんも「コラーゲン」という言葉をよく耳にしているでしょう。

コラーゲンとは、細胞と細胞の間にある支持組織を構成するタンパク質のことです。紫外線を浴びたり、乾燥した状態が長く続いたり、血行不良やホルモンの不足など、年齢の経過とともに起こる環境変化によってコラーゲンが減ってくると、皮膚の組織を構成する細胞が擦り切れてしまいます。それにより皮膚の張りが失われ、たるみやシワといった状態が出てくるわけです。

このように、「細胞の量」が減ることで引き起こされる老化もあれば、「細胞の数」そのものが減って老化をきたす場合もあります。その代表例が神経細胞の老化です。

神経細胞は、自らが生き延びるのに必要な栄養分を細胞自体が提供しています。ところが、加齢とともに神経細胞は自らを維持することがだんだん困難になり、結果として「細胞の数」が減ってしまうのです。そうなると復元は絶望的と言っていいでしょう。

二●なぜ老化するのか

さて、それではこうした細胞の老化現象はなぜ起きるのでしょうか。

老化の原因については、未だすべてが解明されているわけではありませんが、現在有力とされているのは、次の二つの説です。

●プログラム説

一つはプログラム説と呼ばれるもので、細胞分裂の回数はあらかじめ遺伝子によってプログラミングされていて、ある時期に達すると分裂を停止させるというものです。

そして、このメカニズムに深く関係しているとされるのが、染色体の末端に位置しそれを保護する役割を担っているテロメアと呼ばれる塩基配列の構造です。

細胞分裂の過程ではＤＮＡが複製されますが、テロメアは分裂の際に複製されずそのつど短くなり、やがてそれが一定の長さ以下になると分裂が停止してしまいます。したがって、テロメアの長さを測れば細胞の寿命（分裂の限度回数）がわかるということにもなります。そのため、テロメアは「分裂時計」と呼ばれることもあります。

ただし、人間の場合、生殖細胞だけは何度分裂を繰り返してもテロメアが短くなることはありません。なぜなら、生殖細胞にはテロメラーゼというテロメアＤＮＡを維持するための酵素があるからです。他の細胞でもその発生初期にはテロメラーゼが活性化していますが、ある時期から抑制されて働かなくなります。

また、このテロメラーゼはガン細胞と密接に関係していることがわかっています。正常な細胞では、テロメアが限界を超えて短くなるとガン抑制遺伝子が働いて細胞分裂が停止しますが、突然変異などによって遺伝子テロメラーゼがガン細胞に発現し活性化すると、テロメアが長いままで維持され、その増殖が止まらなくなります。これがガン細胞は死なない（分裂を止めない）と言われる理由です。

●エラー蓄積説

二つ目は、エラー蓄積説です。これは、細胞が分裂する際ある一定の割合で起きる突然変異（エラー）によってDNAが損傷し、その修復速度が損傷速度に追いつかず蓄積され細胞の機能低下や死滅につながる、すなわち老化するというものです。

エラーが起きる理由としては、放射線や紫外線、化学物質といった様々な環境要因があるのですが、その中でとりわけ大きな要因として考えられているのが活性酸素です。

私たちが生きていくには酸素が不可欠ですが、人体に取り入れられた酸素がエネルギーに変換される時に残留物のようなものが出ます。これが活性酸素です。

人間の身体には活性酸素を抑制する酵素がありますが、四〇歳を過ぎる頃からこの酵素は激減し、その結果、活性酸素が増えることによって身体のあらゆる部分が酸化され錆びついたような状態となります。活性酸素は、悪玉コレステロールの増加、糖尿その他の害を人体におよぼし、老化の諸現象を引き起こす原因物質とされています。

なお、老化の原因となるこの活性酸素は、自動車の排気ガス、アルコールの過剰摂取、喫煙、ストレス、過重な運動、バランスを欠いた食事など、日常的な要因によってその発生が促進されます。

ともあれ、細胞にとって活性酸素は、ガンと並ぶ天敵とも言うべき存在です。

三●アンチエイジング

近年、「アンチエイジング」という言葉をそこかしこで耳にします。流行語といってもいいくらいです。

化粧品やサプリメント、入浴施設、エステサロン、形成外科など、およそ女性が興味を示しそうな分野でこの言葉を使っていないところは皆無と言っても過言ではありません。様々なビジネスで、おまじないのように「アンチエイジング」をアピールしているのを見ると、よほど人々の関心が深いのでしょう。

アンチエイジングという言葉は、もともと「抗老化医学」の意で使われていましたが、現在では容姿を含め、若返るための方法論の総称となっているようです。

あまり関心がないという人もいるかもしれませんが、いつまでも若く美しい姿でいたいという人々の気持ちもわからないでもありません。また、健康という面から考えてもアンチエイジングは悪いことではありません。ただ、あまり神経質になると、無意識にストレスを溜め、逆効果になる場合もあるのでほどほどに。

「不老不死」は人間の根源的欲望であり、大昔からその研究がなされてきました。しかし、生物個体の「不死」は原理的に不可能です。一方、「不老」すなわち寿命の延長に関する研究は、遺伝子および細胞の実相がかなりわかってきたことにより、長足の進歩を遂げています。将来、平均寿命が二〇～三〇年延びる可能性もあるかもしれません。

●再生医療

現在の抗老化医学は、遺伝子操作による細胞の培養・移植が主流となっています。いわゆる再生医療です。ここでは再生医療の現状を簡単に紹介しておきましょう。

再生医療において、現在最も注目されているのが幹細胞に関する研究です。

私たちの身体を構成する細胞の中には、幹細胞と呼ばれる一群の特別な細胞があります。この幹細胞は、文字通りすべての細胞の幹になる母細胞であり、自己増殖をしながら様々な細胞に分化する能力を持っています。

幹細胞には、造血幹細胞、神経幹細胞、筋肉幹細胞、肝臓幹細胞など、生体を構成する組織や臓器にそれぞれオリジナルなものがあり、それらを総称して体性幹細胞と呼んでいます。これらの幹細胞は、怪我や病気で損傷した細胞を修復したり再生したりして、健康を維持する役目を持っています。したがって、この体性幹細胞が機能不全に陥るとそれぞれの組織細胞も不調となるわけです。

逆に言うと、新たに幹細胞を移植すれば、各組織は再生され元気になるわけで、現在その臨床応用の研究が盛んになされています。ただ、いまのところ、安全性と有用性が確認されている治療は、骨髄から採取した造血幹細胞の移植を除くとほとんどありません。

ところで、体性幹細胞とは別に胚性幹細胞（ＥＳ細胞）と呼ばれる幹細胞が一九九八年に発見されました。この胚性幹細胞は受精卵の分裂初期の段階の胚盤胞に存在し、すべての組織細胞に分化する能力を持つとともに、ほぼ無限に自己増殖することができる万能細胞ともいえるものです。そのため、この細胞を取り出して培養し移植する技術が近年大きな注目を浴びていますが、現在のところまだ開発途上にあります。

ただ、ヒトＥＳ細胞を使った再生医療については、素材が受精卵であることから、受精卵を既にこの世に生まれた生命と位置付けるならば倫理上大きな問題がある、と各方面から指摘されています。また、培養されたＥＳ細胞とは、つまるところクローン細胞であり、部分的とはいえ人間のクローン化に他ならないという点も指摘されています。

前章で述べたｉＰＳ細胞や脂肪幹細胞が注目されたのは、受精卵以外の細胞を使うため、こうした倫理的問題をクリアしたとされるからです。

その他、現在の再生医療では、テロメラーゼを抽出し投与することによって老化を回避し寿命を延ばす療法も研究されています。しかし、先に述べたようにテロメラーゼは、テロメアの活性化を実現する反面、正常細胞をガン細胞化するリスクも合わせ持つ酵素であるという二律背反的な側面を持っていることから、実際の臨床で用いられるにはまだほど遠い段階にあります。

四●自分を労わる

日本人の平均寿命は八〇歳前後ですが、八〇年という寿命を長いと感じるか短いと感じるかは人それぞれでしょう。しかし、いずれにしても死ぬまでは生きなければならない、そして生きている限りにおいて自分の身体を労わるよう努力するべきなのです。

以下は、『人は死なない』の著者である矢作直樹教授の述懐です。

私は、若い頃には随分と不健康な生活をしていました。

学生時代には単独登山に熱中し、二度も死にかけました。二度目の滑落事故から奇跡的に生還した時、どこからともなく「もう山には来るな」という声がはっきり聞こえてきました。その声、滑落と生還の意味を私は深く考えました。そして、それ以来私は二度と登山をすることはなくなりました。

また、臨床医として医療に従事してからは、一年三百六十五日休みをとらず、どうかすると三日三晩一睡もせず働き詰めなどということも珍しくありませんでした。しかし、今は違います。亡き母がある時、「そんなに心身をすりつぶしてまでする仕事なんてないでしょう」と言いました。その一言によって私は自分のそれまでの生活を内省し、遅ればせながらできるだけ規則正しい生活を心がけるようになりました。

そのあたりの事情は、小社刊『人は死なない』の中に詳しく書かれていますので、関心のある方はお読みください。

繰り返すようですが、人は生きている間は生きることに懸命になるべきなのです。なぜなら、私たちは目に見えない大きな力（摂理）によってこの世に生まれ、生かされているからです。縁あって今を生きる私たちの存在には、それぞれ何らかの意味が隠されているはずであり、それを謙虚に受け止め感謝の念を持ちながら日々を送りたいものです。

さて、月並みな格言ではありますが古代ローマの風刺詩人ユウェリナスの「健全な精神は健康な体に宿る」という言葉は真理をついています。身体を健やかに保つことは、あらゆる人にとって充実した生活を送るための基本です。そして、身体の保全は日常の生活習慣にかかっているのです。

以下、本書のメインテーマではありませんが、縁あってこの世に生まれ、生かされている自分の身体を自分自身で労わるという観点から、老年期において特に重要であると思われる生活要因について簡単に述べておきます。

●食生活

またまた月並みな格言ですが「腹八分目」という言葉があります。しかし、食生活に関してこれほど的を射た言葉はありません。食事に関して気を付けなければならないのは、一言で言えば食べ過ぎないことなのです。

食べ過ぎは老化の原因になります。私たちが口にした食べ物は、最終的に二酸化炭素と水に変わりますが、咀嚼《そしゃく》・消化・吸収の過程で酸素を消費します。そして、その過程で先に述べた活性酸素が発生し、それが血管を傷めたり、体内の脂質を酸化させ過酸化脂質にしたり、といったように様々な悪影響を身体に与えるのです。

それ以前に、体にとって悪いものを食べている可能性もあります。私たちは、ふだんの生活の中で、一〇〇%体にいいものを食べているわけではありません。ですから、何を食べるかについても気を付ける必要があります。しかし、百歩譲って、悪いものを食べたとしても、食事の量を少なめにしておけば、活性酸素が発生するリスクは減ります。

実際のところ、ひょっとすると現代人は本来必要としている量をはるかに上まわる量の食べ物を口にしているのかもしれません。

少し極端な例ではありますが、「食べなくても生きていくことができる」ということを実践している人の話を矢作教授からうかがいました。教授は、その人の姿を見ると食について考え直さざるを得ないといっています。

ここで、簡単に紹介しておくことにしましょう。

まずその前に、みなさんは「甲田療法」という療法をご存知でしょうか。この療法は、大阪在住の医師である甲田光雄博士（一九二四〜二〇〇八年）が四〇年以上にわたって研究した療法です。ダイエットとはまったく無関係で、もともとはその名称の通り、薬や手術などに頼らない自然治療の一つとして考案されました。

この療法は、昭和初期に考案され広く知られている西式健康法（西勝造が一九二七年に創始した総合健康法。野菜中心の食生活、暖衣飽食の抑制等を提唱）の流れを汲んだもので、人間が生来持っている治癒力を高めることで病気を克服するという考え方にもとづいています。

この甲田療法は、二つの柱から成り立っています。一つは食事です。治療を受ける人にもよりますが、基本は一日二食で、ご飯、肉、卵、魚などは一切口にしません。朝は生野菜のしぼり汁＝青汁のみ、昼もしくは夜は玄米と豆腐と有機野菜だけです。

二つ目は心の持ちようで、「自分はなんともない」と思うことが重要だといいます。虚心坦懐に続けていけば必ず効果が出てくると信じるのです。

また、西式健康法で強調されている腸内環境の浄化、体内の酸・アルカリの平衡化、血液の十分な循環、左右の神経の対称化、背骨を正しく整えるなどといったことにも配慮しています。それによって健康の維持を図り、ときには病気を治すことができると説く甲田療法については、矢作教授も以前から耳にしていたそうです。

さて、以下は矢作教授にうかがった話です。

教授の知り合いに、Mさんという女性がいるそうです。彼女は、ちょうど二一歳の時、歩くと目眩《めまい》やふらつきが起こって転んでしまうという症状に襲われ始めます。あちこちの病院で診てもらい、ようやく運動神経を司る小脳がどんどん萎縮していく脊髄小脳変性症という非常にまれな病気であることがわかりました。しかし、病名はわかっても治す方法はまったくないという難病で、余命五～一〇年と宣告されたそうです。その時、彼女は高校生の頃たまたま親戚の女性について行って経験したことのある甲田療法のことを思い出し、藁にもすがる気持ちで甲田博士の治療を受けることにしたのです。

彼女は、当時養護教諭として学校に勤めていたので、初めのうちは学校が休みに入る春、夏、秋の一定期間だけ治療を受けていました。しかし、思うように回復しません。結局仕事は辞めざるを得なくなり、入院して治療を受けることにしました。

それ以来、Mさんは断食や玄米菜食、生菜食など、甲田先生の指導を受けながら、その時の状況に応じた食事療法を実行しました。結果的には順調に回復し、半年後に退院します。そして、その後も自宅で甲田療法を続け、最初の入院から六年経った時には、自身で鍼灸院を開業するまでになりました。

それ以降、彼女が口にしているのは青汁だけといってよく、しかも一日一回です。現在でもそれは変わることなく、すでに二〇数年経っていますが、元気に仕事をしているそうです。

しかし、青汁だけでは、生きていくのに絶対欠かせないタンパク質をほとんど摂取することができないはずです。にも関わらず元気でいられるというのは、どう考えても理屈に合いません。

そこでMさんは、自分の身体の内部でどのような変化が生じたのか、理化学研究所で検査を受けてみたそうです。すると、腸内細菌の組成が牛とほとんど同じであることがわかりました。青汁だけを飲み続けることで、体質がすっかり変わってしまったのです。

この変化は、なんとも驚くべきものと言えます。要するに、森さんの身体は腸の中のアンモニア窒素分からアミノ酸を作り、それを吸収してタンパク質を作っているのです。外からタンパク質を取らなくても人間の身体が自力でタンパク質を作り出せるなど、従来の医学、生理学や栄養学の常識からすればおよそあり得ないことです。

しかし、事実は事実ですから、一概に退けることはできません。もちろん、その原因やメカニズムについてはこれからの解明を待つ必要があるでしょう。

ただ、体質というものは人それぞれ大きく異なります。絶食するのがいいと説く医者もいれば、年をとったら肉を大量に食べなさいと言う医者もいます。専門家でもその意見がここまで極端に違うとなると、これが絶対に正しいという言い方はかえって危ないように思えます。Mさんの例も、ひとつの極端な例と言えるでしょう。

ともあれ、「食べ過ぎない」ということだけは留意しておくべきでしょう。

●睡眠

私たちの疲労を回復させる睡眠も、老化防止と大きく関わっています。

睡眠については、何時間眠ればいいとか悪いとかいうことより、朝目が覚めた時に爽快であるかどうか、つまり疲れが取れたと感じられるかどうかを目安にしてください。

人間は、多様性を持つことによって、種として滅びないように作られているので、当然個人差があります。八時間しっかり眠らないと調子が出ない人もいる一方で、ナポレオンではありませんが二、三時間寝れば十分という人もいます。

重要なのは睡眠の質です。同じ人が同じ時間眠ったとしても、何時に眠り始めたのか、入浴を済ませる前か後かといったことによっても、睡眠の中身はかなり違います。また、枕の硬さや高さも影響することでしょう。そうした様々なことも考慮しつつ、これまでの経験から自分にとって必要な睡眠時間を割り出し、それを実行できるよう習慣づければよいのです。

●適度な運動

食事、睡眠に加え、もう一つ大事なことがあります。それは適度な運動です。といっても、ジムに通うとか、毎日ジョギングを続ける、といった大げさな話ではありません。少しでもいいから体を毎日動かす、その程度のことと考えてください。

人間の身体は、ある特定の刺激しか受けていないとどんどん硬くなっていきます。最もわかりやすいのは関節や筋肉です。同じ姿勢を二時間も続けていると、だんだん硬くなってくるのが誰でも実感できるはずです。

そこで、時々でもいいから、適正な範囲で身体を万遍なく動かすようにします。手足をちょっと伸ばしたり、違う姿勢を取ったりなどするだけでもかまいません。気持ちがいいと感じる程度動かすだけで十分なのです。

ただし、何事も過ぎたるは及ばざるがごとしで、筋肉を酷使すると逆効果になる恐れがあります。

激しい運動をすると、当然のことながら大量の酸素を消費します。そして、大量の酸素を体内に取り込むと、先述の活性酸素もまた大量に発生するわけです。

スポーツ選手は、日常的に身体を鍛えているにも関わらず、意外なほど若くして亡くなる例が多々あります。

人間を含めすべての生物は、「ホメオスタシス」を保つようにつくられています。「ホメオスタシス（Homeostasis）」とはもともとギリシャ語で、「生体の恒常性」と訳されていますが、生体の内部や外部の環境がどう変わっても生体の状態が一定に保たれるという機能のことをいいます。

オリンピックに出場するような一流選手は、どこかで無理をしているものです。その際、各自が持つホメオスタシスの範囲からはみ出てしまうような練習をしていることも大いにあり得ます。しかし、そうした習慣を続けると、長い目で見たとき、かえって身体にマイナスを生じてしまうことが少なくありません。

国としては、オリンピック選手を育てるより、国民全体の健康レベルを上げることに力を入れたほうがいいと思うのですが、どうでしょうか。

ともあれ、ふだんからそうしたことを自覚しつつ、あくまで適度な運動を実行する。高齢者にとって、激しい運動は厳禁です。

●脳の刺激

いわゆる老いを実感させられる現象には様々なものがありますが、その中でも多くの人びとが嫌だと思っているのは脳の老化ではないでしょうか。そして、脳の老化現象の究極ともいえるのが次章で詳しく述べる認知症です。

脳の老化を防ぐ基本は、やはり食事と睡眠、そして運動にあります。ただし、脳にとって「運動」にあたるのは、常に脳を使うということです。

脳の内部は、右手の知覚と運動を司る部分、記憶を司る部分などに分かれ、機能分化がはっきりしています。しかも、その各部分がニューロン（神経細胞）によって結ばれています。

ところが、そうしたネットワークのどこか一カ所、たとえば、右手を骨折してギプスで固定されるという状態が続くと、そのネットワークが徐々に壊れていきます。その結果、右手だけでなく、それを司る脳の方も退化してしまいます。しかも、そうした状態になってしまうのはあっという間です。

逆に言うと、ふだんから手を動かすこと、たとえば粘土細工、マージャン、ピアノやギターなどの楽器演奏といったことをしているだけでも、脳の老化防止にはとても効果があります。芸術家に長生きする人が多いことでも、それはよくわかるでしょう。

また、人とのコミュニケーションも重要です。来る日も来る日も、老人ホームで、決まった人たちとだけ接しているという状態は決してよくありません。確かに、人と話をすること自体は刺激になるのですが、特定の人だけが相手では限界があります。大切なのは、多様性です。一緒に暮らしているお年寄りはもちろん、介護にあたっているスタッフ、ヘルパーさん、訪ねて来る他のお年寄りの家族など、ありとあらゆる人と言葉を交わすくらいのつもりでいてちょうどいいくらいです。

また、いつも同じことだけを繰り返していると、使う機能が限定されてしまうので、できるだけ違うことをするように心がけてください。読書が脳を刺激するからいいといっても、いつも同じような傾向の作品を読むより、できるだけ間口を広げ、片寄りが生じないように気を付けることも大事です。

誰でも若い頃は、好むと好まざるとに関わらず、受験勉強をはじめ学校で様々な思考トレーニングを行っていたはずです。しかし、三〇代、四〇代を過ぎてからは、たとえば算数など、まったく縁がないという人も少なくないでしょう。日常生活において、そのために不自由するようなことはなかったとしても、それによって脳が相当硬くなってしまっている恐れがあります。

もちろん、認知症に罹らないのが一番なのですが、先に述べたように、生活習慣をきちんとコントロールしておけば、発症を予防できます。また、仮に発症したとしても、その進行を遅らせることも可能です。

さらにいえば、生活習慣とともに重要なのは、日常の思考・行動パターンです。これはあくまで一般論ですが、頭が硬い、性格に柔軟性がない、いつも眉間にシワを寄せている厳格な人、また、何をするにも過度に走りがちの人は、認知症にかかりやすいとされています。そうしたタイプの人は、ストレスを吸収したり発散したりすることができない、あるいは苦手なのです。

ともあれ、その予防策として、ふだんからできるだけコミュニケーションをとることを心がけるようにしてください。

●喫煙と飲酒

喫煙の影響には個人差があり、身体に与える悪影響が一〇〇の人もいれば一の人もいます。ただ間違いなく言えるのは、長年タバコを吸っている人は、程度の差はあっても、一〇〇%の確率で慢性の閉塞性肺疾患になるということです。

また、タバコの成分中に、必ず入っているのが血管を収縮させる物質です。血管が収縮すると組織に酸素が行き渡らなくなるので、様々な悪影響が生じます。体内の酸素は、少な過ぎても多過ぎても、老化を促進することになるのです。

いずれにせよ、次章で述べるガンを筆頭にタバコは様々な病気のリスク要因となっているので止めるにこしたことはないでしょう。

一方、飲酒に関してはとりわけ個人差が顕著であり、わずか一滴飲んだだけで真っ赤になる人もいれば、日本酒を一升飲んでも顔色がまったく変わらないという人もいます。従来、飲んで顔が赤くならない程度ならあまり影響はないとされていましたが、近年では顔が赤くなる、ならないではなく、やはり摂取する絶対量が問題であるとされています。自分の身体の声を聴きながら適度に飲むようにすれば、酒はまさしく「百薬の長」になることでしょう。

●ストレスを避ける

精神的なストレスは、実際に身体を蝕みます。そして、精神的ストレスとは、具体的にいうと、様々な悪感情を抱くことによって身体にかかる負荷のことです。

したがって、悪感情をなるべく排するように、ふだんから自分自身に言い聞かせておくことです。ここでいう悪感情とは、怒りや嫉妬、不安といった感情のことで、特に怒りの感情は身体に様々な悪影響を与えるといわれています。

カーッとするような腹立たしいことがあったとしても、「あの野郎！」などという気持ちにならないようにする。あるいは、何があってもプラスに受け止める、感謝の気持ちを忘れない。このように、いつもポジティブな感情を保つようにすると、それが身体にもプラスに働くのです。

こうした心の持ち方が健康面に与える影響については、これまでも盛んに研究されてきました。

つい最近も、他人からほめられると人間の運動能力が大きく伸びるという生理学の研究成果が発表され、話題になりました。

決められた順番でできるだけ早くキーボードをたたく練習をさせ、①ほめられたグループ、②他人がほめられるのを見ていたグループ、③成績を示したグラフを渡されたグループの三つに分けて比較したところ、①のグループが最も上達が早いことがわかりました。

嬉しいことがあると、脳の内部で記憶の定着に重要な役割を果たす神経ホルモン＝ドーパミンが分泌されるからということのようですが、何事につけプラスの感情を保つことがいかに大事であるかがよくわかります。

前向きの気持ち、ポジティブな感情でいる時間が長いほど、身体にもいい作用を及ぼすことはほぼ間違いないようです。

祈り、瞑想、笑いなどもそうした中に含まれますが、前向きの気持ちを保っているとストレスを感じにくくなります。しかも、それが脳を通じて体全体の免疫系・神経系に働きかけ、どちらもより活性化するのです。

このように、ストレスを極小化することは非常に重要ですが、ある程度の緊張感は脳に刺激を与え身体にプラスの影響を与えます。

巌流島で佐々木小次郎との決戦に臨んだ時の宮本武蔵を思い浮かべてみてください。武蔵は戦いが始まる前から、ただただ自分の気持ちをリラックスさせることに集中しました。つまり、ストレスをゼロにするのでなく、舟の櫂《かい》を一心不乱に削り続けることで、自分にとって最適なレベルに保とうとしたわけです。

人間はまったくストレスがないと気持ちが弛緩してしまい、かえって身体によくありません。精神的負荷がかからない程度の、多少の緊張感を感じる状態というのがベストなのでしょう。近ごろ流行りの自己啓発関連の本にも、多かれ少なかれ似たようなことが説かれていますが、それは故なきことではないのです。

●身体からの声に耳をすます

さて、ここまでごくごく簡単ではありますが、老年期における日常生活での留意点をあげてきました。特段、目新しいことを述べているわけではありません。ただ、こうした日常における身体の基本的なメンテナンスを怠っている方は、意外に多いのではないでしょうか。老化の抑制に最も効果があるのは、ここまで述べてきたような点を考慮した反復繰り返し、つまり日々の生活習慣です。

先に述べたように、健康、アンチエイジングに関する書籍は書店に溢れています。関心がある方は、そうした書籍を読まれるのもよいでしょう。しかし、繰り返すようですが、アンチエイジングの基本は生活習慣なのです。

ところで、情報化社会といわれて久しい現代ですが、健康・アンチエイジングに関しても、膨大な量の情報（インフォメーション）が新聞、雑誌、テレビ、インターネットなどのメディアを通じて、さながら洪水のように提供されています。ただ、困ったことに、一つのテーマに関する情報群において、正反対というか、まったく両極端を向いているような説が混在していることが多々あるのが現状です。こうした情報に振り回されたり混乱させられたりしていると、時間だけがどんどん過ぎ去っていきます。また、ひどい場合には、情報を探し吟味する行為そのものによって大きなストレスを抱え込むこともあります。

これは余談ですが、情報化社会で最大の問題点はインフォメーションだけがいっぱいあって、インテリジェンス（有用な知識）がないことです。価値化されたインフォメーション、意味づけされたインフォメーションが目の前にあったとしても、実際にはそれに反比例してインテリジェンスが低下してしまう今日の状況は、ある意味で非常に不幸なことではないでしょうか。

それでは、数多《あまた》の情報に振り回されることなく自分の身体を労わるにはどうすればよいか。矢作教授によると、内なる声に耳を澄ます、つまり身体が訴えかけるメッセージを注意深く聞き取ればよいとのことです。

私たちの身体はまことによくできていて、病気になる前に様々な「不足」のサインを出しています。すなわち、「野菜が欲しい」「カルシウムが足りない」「運動がしたい」といったように。身体が発するそうしたメッセージを聞き逃すことなく受け止め、場合によっては医師と相談しながら心身を整えるようにしてください。

そして、心身の好不調を測るには、朝目覚めた時、一種の爽快感があるかどうか、生きていく意欲のようなものが湧いてくるかどうかが最もわかりやすい目安となります。みなさんも、チェックしてみてください。

五●「老い」と向き合う

先に述べたように、老化のメカニズムが解明されつつあることにより、アンチエイジングの医療技術は相当なレベルまで進んできています。また、生活習慣の改善によっても老化を遅らせることが可能です。それはそれでけっこうなことだと思います。

しかし、それでも人は必ず老います。全体の身体機能は低下し、容姿も変化せざるを得ません。なぜなら、人間はそのように作られているからです。

そして、様々な要因によって平均寿命が延びたことにより、老年期も長くなりました。とりわけ日本ではそうです。

人それぞれで差はありますが、六〇歳から生を終えるまでの期間は決して短いものではありません。人生の終盤ともいえるその時期をどのように捉え、どのように過ごすべきでしょうか。

●老いを受け入れる

老年期をどう生きるか。

矢作教授によると、身もふたもない言い方になりますが、どのように生きてもよいということになります。自分の身体を労わりながら、趣味に没頭するのもよし、仕事を続けるのもよし、ボランティアのような利他行を実践するもよし。あるいは、何も考えずたんたんと日々をやり過ごすのもよいのではないかと。

老いるということは、そんなに悪いことばかりではありません。それまで生きてきたことによって蓄えられた様々な経験の積み重ねから、人生の実相らしきものに触れることができるのも、老年であるからこそではないでしょうか。

肝心なのは、「老い」を受け入れるということです。いつまでも若いままでいたいと願う気持ちはよくわかります。ただ、繰り返すようですが「老い」は必ずやってきます。したがって、それを必然として積極的に受け入れ、生かされていることに感謝しながら死ぬまでは生きていく。『人は死なない』の中で展開されている矢作教授の考え、すなわち此岸から彼岸へと続く魂魄の永続性を思えば気楽なものです。要するに、死ぬもよし、生きるもよし。ふざけているわけではありません。生老病死は、人の一生のメリハリともいうべき真理なのです。

考えてもみてください。仮にいつまでも少年でいたり、青年でいたりする世界があるなら、それはとてつもなく退屈で気味の悪い世界です。

様々な喜怒哀楽の場面があることによって生の実感が成立しているのと同じように、幼年、少年、青年、壮年、老年といった各ステージが設計されているからこそ、人は人生を実感できるのです。

第三章　病

人は年齢を重ねると老いる。これはもう、仕方のないことです。人間の身体はそのように在るのです。物理学には、あらゆる存在は時間の経過とともに秩序を失っていくという法則（熱力学第二法則・エントロピー増大の法則）がありますが、私たちの身体も老いるにしたがって細胞の機能が低下し、身体に不調が出やすくなる、すなわち病気になりやすくなるということは前章で述べた通りです。

いずれにせよ、個人差を考慮に入れたとしても、六〇、七〇歳を過ぎてから身体機能が上昇し始めるなどということはあり得ません。もちろん、若くして病死する人もたくさんいます。ただ、若い頃と比較すると老年では病気になるリスクが飛躍的に高くなります。人は老いて病に罹り死を迎える。このように、「老」と「病」と「死」は不即不離、互いに強く関連付けられた概念ということができるでしょう。

一●病気とは何か

ところで、私たちはふだんから何気なく「病気」という言葉を使っていますが、病気の定義は実のところなかなか難しく、矢作教授によると医学部の学生に質問しても明確に答えられる学生はいないだろうとのことです。

一般に、身体が正常である、身体に異常をきたす、といった言い方をしますが、「異常」な状態を病気とする見解もあるかもしれません。しかし、何をもって異常とするか、どこまでを正常とするかという線引きは極めて難しい。というのも、私たちは健康であると自覚していても、何がしかの小さな「異常」が日常的に身体内部で起きています。けれどもそうした異常をすべて病気とすることは現実にはあり得ません。

それでは、標準値と比べて身長が飛び抜けて高い、低い、虚弱体質である、といった個体の個性を異常とし、病気と考えるか。もちろん、そんなこともあり得ませんね。

このように、病気とは実はあいまいな概念であり、単純な定義ができないのです。

人間の身体、生命活動はとてつもない複雑系です。そして、病気も私たちの生命活動におけるひとつの複雑な状態ということができます。

とはいえ、私たちは病気に罹り身体が不調となれば病院に行き、医師の治療を受けるというのも現実です。

それでは、人はなぜ病気になるのでしょうか。

●なぜ病気になるのか

人間が病気になるには様々な要因がありますが、大きく分けると先天的要因と後天的要因があります。

先天的要因とは、あらかじめ遺伝子にプログラムされたもので、発症する病気にはガンをはじめ様々なものがありますが、それらをひっくるめて遺伝子疾患と呼んでいます。

一方、後天的要因とは、外部から細菌やウイルスなどの病原体が体内に入って感染する、排気ガスやアスベストの粉塵など有害物質の大量摂取、あるいは強いストレスを受けるといった、環境要因を指します。

いずれにせよ、こうした要因によって私たちの身体は否応なく変化を強いられます。どういった変化かというと、恒常性（ホメオスタシス）の変調です。

恒常性とは、読んで字のごとく、生体内のシステムが外部環境と関わりなく常に一定に保たれている状態を指し、生物が生物として存在するためのとても重要な要件であり、生体恒常性とも呼ばれています。

厳密な定義ではありませんが、誰でもわかる病気とは、この恒常性が変調をきたした状態をいいます。そして、恒常性が元に戻ることを病気が治ったといいます。

私たち人間の体温や血圧の調節、体液の浸透圧やｐＨ（ペーハー）値の調節、侵入した病原体など異物の排除、傷の修復など、生体機能全般は恒常性が保たれていることによって機能しているのです。このように、恒常性を正常に維持するための調整機能を恒常性維持機構と呼んでいます。そして、特に人間の恒常性維持機構は、各細胞・臓器・組織にわたって複雑かつ高度に設計されています。

すなわち、人体の恒常性はリンパ球などの免疫系、ホルモンを分泌する内分泌系、各機能を制御する神経系というシステムが一体となって働くことによって維持されています。たとえば、感染症に罹った場合には体温が上昇しますが、これは体内に侵入した病原体が熱に弱いことを認識した恒常性維持システムの戦闘活動ともいえます。

このように、恒常性維持システムは、たんに生命活動を維持するだけでなく、外敵を攻撃する役割をも担っています。風邪をひいた時、医師による治療を受けなくてもいつの間にか治ってしまったという経験は誰にでもあるはずです。身体に起こったトラブルを身体自体が修復してしまうこうした自然治癒も、恒常性維持システムが正常に機能しているからなのです。

それにしてもつくづく思うのは、人体とは本当にすごい、すばらしいシステムだということです。

しかし、エントロピー増大の法則にもれず、秩序だったこのすばらしいシステムにも年齢を重ねることにより混沌が生じてきます。そうなると、病気にかかりやすくなり、また回復がしにくくなる。そういう意味では、高齢であること自体が病気のリスク因子であるといえなくもありません。

さて、本書は個々の病気の解説を主眼としたものではありません。病気に関する具体的な啓蒙書、実用書の類は書店の健康コーナーにたくさんあるので、詳細について知りたい方は、そうした本を読んで参考にしてください。また、主治医に相談してみるのもよいでしょう。

ただ、人は必ず老いて必ず病気になる（老衰も立派な病気といえます）、しかし生きている限りは自分の身体をできるだけ労わるべきであるといった観点から、ここでは高齢者と病気の関係、および主要な病気の概要とその予防などについて、参考までに簡単に述べておきたいと思います。

●老年期の病態の特徴

ここまで述べたように、老年期になると恒常性の維持システムが衰えてきます。

ただ、老年期にしかみられない病気というのは、老衰を除くとほとんどありません。認知症や骨粗鬆症といった高齢者固有と思われがちな病気なども四〇歳代、五〇歳代で発症することがあります。つまり、特別な病気というわけではないが高齢になると若い頃と比べて様々な病気に罹りやすくなるということです。

ただ、高齢者固有の病気というわけではありませんが、老年期に特徴的な病態というものはあるものです。

以下、その主なものをあげてみます。

① 加齢に伴って臓器全般の機能が低下するため、ひとりで複数の病気を併発する、いわゆる多臓器疾患が多くなる。

② 七五歳以上の後期高齢者によくみられる認知症や転倒による骨折、失禁といった青壮年ではほとんどみられない高齢者特有の老年症候群と呼ばれる病態がある。

③ 免疫機能が低下するため若い頃に比べて病気が治りにくくなる。

④ 罹病すると体力の衰えに加えて社会的要因、たとえば独居などによる孤独感などが重なりQOL（生活の質）に支障をきたすことが多くなる。

⑤ 加齢に伴って若い頃以上に個人差が大きくなる。

二●死に至る病気

厚生労働統計協会発行の『国民衛生の動向』によれば、わが国では五五歳〜八四歳までの死亡原因は悪性新生物、心疾患、脳血管疾患、肺炎の順、八五歳〜八九歳までは脳血管疾患に代わって肺炎が第三位となり、九〇歳〜九四歳では心疾患、肺炎、悪性新生物、脳血管疾患となっています。

悪性新生物、ちょっとすごい名前ですが、要するにガンや肉腫などの悪性腫瘍のことです。この悪性腫瘍と心臓まわりの疾患、そして脳まわりの疾患が、死に至るリスクが高い三大疾患です。もっとも、この三つは高齢者に限らず、若年層でも変わりません。ただ、当然のことながら高齢者ではその死亡数が多いというだけのことです。

後述しますが、高齢者にとってむしろ注意しなければならないのは肺炎です。肺炎は高齢であること自体が死亡リスクにつながっているのです。

●悪性新生物

悪性新生物、すなわち悪性腫瘍は、患部が腫瘍の形態をとった細胞集団であることから、悪性腫瘍とも呼ばれています。現在、成人の死亡原因の一位は悪性腫瘍です。悪性腫瘍は人体のほとんどすべての部位で発現しますが、最も多いのは肺ガンで、胃ガン、肝ガン、大腸ガンと続きます。

悪性腫瘍を構成するガン細胞の特徴は、恒常性システムの管理を受けず自律的に無制限に増殖する、周囲の組織や臓器に入り込んで（浸潤）増殖する、離れた臓器に転移して増殖するといった点です。

悪性腫瘍は、その増殖過程で無制限に栄養を取り込むため、身体は急速に消耗します。そして、正常な臓器の組織をガン組織に変化させ、機能不全に陥れます。さらに、無治療のままだと、ほとんどの場合全身に転移して多臓器不全に陥れ、死に至らしめます。

ところで、この悪性腫瘍の対語として良性腫瘍があります。良性腫瘍細胞は、同じく自律的な増殖をするものの、悪性腫瘍のように無制限の増殖力を持たず、他の部分への浸潤や転移もなく発生個所のみで増殖する細胞で、脳など特定の部位を除くと生命を脅かすことはありません。ただ、良性（非ガン性）が悪性（ガン性）に転化するケースもあり、良性腫瘍と悪性腫瘍の境界は必ずしも明確ではありません。

悪性腫瘍の発生は、ガン抑制遺伝子が変異して機能不全となり、すべての細胞核中にあるガン遺伝子が目覚め、正常な細胞がガン細胞に変化することによるとされています。

しかし、遺伝子の変異がどういったメカニズムで起きるのかについては諸説あり、まだ完全に解明されたわけではありません。

ただ、最近の大規模な調査・統計では、外的環境に存在する化学物質、生活習慣など、様々なリスク因子が指摘され、放射線被ばくや紫外線、タバコやアルコール、過剰な運動などによって体内に生じた活性酸素が遺伝子を損傷する。そして、それによって遺伝子に突然変異が起こり正常な細胞がガン細胞に変化して発ガンに至る、とする説が有力になっています。

また、一部のガンについては、肝炎ウイルスやピロリ菌といったウイルスや細菌が原因となっていることもわかってきています。

私たちの身体には、活性酸素に対する抗酸化機能、遺伝子損傷に対する修復機能、突然変異に対する細胞自爆（プログラムされた細胞死＝アポトーシス）、ガン細胞に対する免疫細胞のアタック、といった防御機能が組み込まれています。しかし、そうした機能群が何らかの原因で働かなくなると発ガンに至ります。特に高齢者の場合は、そのリスクが高くなります。

また、高齢者の場合、ガンは一か所だけでなく複数の部位に発現することがままあります。これは、若年者にみられない特徴です。

前にも述べたように、私たちの身体を構成する細胞は日々代謝（分裂）を繰り返し、ある一定の時間を経ると分裂を止めてしまいます。そして、それが身体的寿命を決定する基本要因です。

対して、ガン細胞（ガン遺伝子）は無限に分裂・増殖を繰り返す、いわばスーパー細胞ともいえる細胞です。しかし、突然変異によって活性化したガン細胞も、私たちの身体の細胞であることに変わりはありません。ガン細胞は人を死に至らしめる一方で、不老不死を体現している細胞でもあるわけです。そうしたことを考えると、何やら不思議な気持ちになりませんか。ガン細胞の本質を考える時、ある意味で生命の在り方における哲学的な命題を含んでいるようにも思えるのですがどうでしょう。

さて、ガン（悪性腫瘍の大半はガンなので以下ガンと記述）については、現在でも様々な見方・捉え方があります。医師が一般読者向けに執筆した啓蒙書も数多く出ていて、患者も最近は多くの情報を持っています。

ただ、ベストセラーとなったいくつかの本を読み比べてみると、その内容は大きく異なり、極端な場合は正反対のことが書かれているケースも少なくありません。曰く、ガンになったら病院には行くな、抗ガン剤は百害あって一利なし、そしてそれに対する反論、といった具合です。

しかし、ガンは発症した部位によっても違いますし、年齢層によって大きく異なります。ガンにも個性ともいうべき要素があり、同じ部位のガンでも大きな個人差があります。特に高齢者では、その個人差が著しい。したがって、すべてのガン患者に適応するような決まった方法論というものはないわけです。

ガンについて書かれた本についても、要は読者対象が違うわけで、七〇歳代、八〇歳代になればガンと診断されたからといって放っておいても進行しない場合も少なくありません。にもかかわらず、手術したり抗ガン剤を投与したりして病気だけを治したところで、あまり意味があるとはいえません。

また、どの遺伝子が損傷しているかによっても、治療の方法は大きく異なります。治療して治せるものなのか、それとも治る見込みは薄いのか、そのあたりの見極めが医師の側も患者の側も大事になってきます。

ただ、それも個々の性格や、置かれている環境によって違ってくるでしょう。自分で会社や商店を営み社員や店員を雇用している人は、きちんとした知識を得た方がいいかもしれません。しかし、ガンを極端に怖がるタイプの人で、しかも病気がある程度まで進行していて、思い切った治療もできないというような場合は、逆に一切知らせずにいた方がいいという考え方もあるでしょう。そのあたりは、ケースバイケースなのです。

ともあれ、人間をはじめどんな生物も様々な意味で多様性の中で生きているわけで、そうである以上は投薬や手術も決して一様にはいきません。

ところで、ガンすなわち病気というわけではありません。

実は、私たちの身体を構成する約六〇兆個の細胞の中で毎日数千個単位の遺伝子が病変しています。けれども健康な状態であれば、免疫や自然治癒力といった恒常性システムが作動し、必ずしも悪性腫瘍となるわけではないことが近年ではわかってきています。

実際、高齢者の身体を詳細に調べると、ガン細胞を有している人は決して少なくありません。しかし、それがただちに病的な症状を呈し、さらには死の引き金になるかということになると、それはまったく別の話になります。

先だって、国立がん研究センターが「ガンの種類や性別、年齢などを選択して診断から五年後の平均生存率を確認できる検索システムを開発」したというニュースが報じられていました。これを利用すると、インターネットで、三〇種類以上のガンの生存率を調べることができます。

ちなみに、発症部位別の生存率は、胃ガンが七〇・四％、大腸ガンが七三・四％、肺ガンが四〇・六％、乳ガンが九〇・〇％、子宮頸ガンが七六・三％、となっています。この数字は、「全国がん（成人病）センター協議会」に加盟している三一施設のうち二八施設のデータにもとづいて算出されたものですが、地域の事情も影響し、施設間の単純な比較はできないといわれています。それでも、患者の側がこうしたデータに自由にアクセスできるのは、有意義なことのように思えます。

さて、ガンが怖いと思われている理由のひとつは転移ですが、転移にもいろいろあり、まだ小さな段階から転移するケースもあれば、ある程度の大きさに成長したところで初めて転移することもあります。転移が起こっているかどうかは、ガンのステージ（進行状況）を判断する指標の一つではありますが、転移イコール病気が進んでいるということでは決してありません。極端な場合、あちこちに転移していても元気で生きている人もいます。

また、高齢でガンになると、若い頃に比べ新陳代謝が落ちているため、その進行もゆるやかになります。当然、転移の可能性も低くなります。

こうした場合、あわてて抗ガン剤を投与する必要はありません。手術も、身体に対する負荷が高いので、必ずしも受ける必要がない場合もあります。以前は、とにかく切ってしまえということが多かったのですが、いまは医師も非常に慎重になっています。
どんな病気もそうですが、一面的な見方だけで判断することはできません。抗ガン剤についても、身体に大きな負担を与えるからよくないという考え方もある一方で、血液のガン、たとえば子どもの急性リンパ性白血病などは抗ガン剤治療によって一〇〇%寛解するというのも事実です。そうした個別の、非常にむずかしい選択をきちんとするためにも、日本では現在、ガンの専門医を育てているところです。

先に述べたように、ガンの発生（遺伝子の病変）には様々な要因が重層的に影響しています。また、その大部分が偶発的であり、まだまだ解明すべきことはたくさんあります。ただ、世界保健機構（WHO）によると、次にあげるような要因はほぼ間違いなくガン発生に関わるリスク因子となっているとされています。

①喫煙および副流煙による受動喫煙
②肥満による過体重
③過飲酒によるアルコールの過剰摂取

特に喫煙は、肺ガンの八割にその因果関係が認められています。

また、これもWHOの報告ですが、禁煙や適切な食生活、適度な運動などによって、悪性腫瘍による死亡の約四割は予防可能とされています。特に肺ガン患者の八~九割に重大な影響を及ぼしていることがわかっている喫煙に関しては、予防可能な最大のリスク因子であるとしています。

なお、参考までに、国立がんセンターが提唱している『がんを防ぐための一二ヶ条』をあげておきます。

①バランスのとれた栄養を摂る（好き嫌いや偏食をつつしむ）
②毎日、変化のある食生活を（同じ食品ばかり食べない）
③食べ過ぎを避け、脂肪は控えめに
④お酒はほどほどに（強い酒や飲酒中のタバコは極力控える）
⑤タバコは吸わないように（受動喫煙は危険）
⑥食べ物から適量のビタミンと食物繊維を摂る

⑦塩辛いものは少なめに、あまり熱いものは冷ましてから
⑧焦げた部分は避ける
⑨カビの生えたものに注意（輸入ピーナッツやトウモロコシに要注意）
⑩日光に当たり過ぎない
⑪適度に運動をする（ストレスに注意）
⑫体を清潔に

●心疾患

心疾患とは心臓に関係する疾患の総称であり、心臓病とも呼ばれています。

心臓はご存じの通り、血液を循環させて全身に酸素や栄養を運ぶポンプのような役割を担うとても重要な臓器です。したがって、心臓を患うと往々にして重篤な状態に陥ります。

心疾患には様々なものがありますが、高齢者に多いのは狭心症、心筋梗塞、慢性心不全、急性心不全などです。このうち、急性心不全は特に死亡率が高く、五〇歳以上の高齢者の主要な死因となっています。

急性心不全とは、心臓のポンプ機能が急速に低下することによって血液循環が滞ることによって肺が鬱血した状態になる疾患であり、適切な治療をしないと死に至ります。

急性心不全の最も多い原因としてあげられるのは心筋梗塞（心筋が虚血状態になり壊死してしまう疾患）です。その他、慢性心不全が増悪して急性心不全になることもままあります。誘因としては、風邪などの感染症、ストレス、暴飲暴食などが指摘されています。また、顕著な症状としては、激しい喘息、呼吸困難、皮膚や口元が紫に変色するチアノーゼ症状、などがあげられます。治療は一刻を争うため、そうした症状が出現したらすぐに救急車で病院に搬送しなければなりません。

●脳血管疾患

脳血管疾患とは、脳梗塞、脳出血、クモ膜下出血など、脳まわりの病気の総称であり、悪性新生物、心疾患に次いで高齢者の死因の第三位となっています。そのうち、急激に発症するものを脳卒中と呼んでいます。

ちなみに、脳血管疾患のうち約六割は脳梗塞で、脳出血が三割、クモ膜下出血が一割となっています。

脳血管疾患は、脳動脈がつまったり（虚血性疾患）、破れて出血したり（出血性疾患）して発症しますが、一命をとりとめても手足の麻痺、言語障害や意識障害、運動障害といった後遺症が残ることが多い病気です。

虚血性の脳血管疾患である脳梗塞は、脳動脈が血栓（血塊）によってつまり、酸素や栄養の供給が滞って脳組織が破壊される病気です。

この脳梗塞の最大の原因となっているのは動脈硬化です。動脈硬化は、コレステロールの蓄積、栄養不足、高血圧による血管への圧迫など、様々な要因が重なった結果、脳動脈が弾力を失い脆くなった状態になることです。そして、動脈硬化を引き起こす主要なリスク因子としては、高血圧、高脂血症、糖尿病といった生活習慣病や喫煙があげられます。

ここでも大きなリスク因子として喫煙が出てきましたね。愛好家には申し訳ないのですが、脳血管疾患に限らず喫煙は多くの疾患で大きなリスク因子となっていることが、近年の調査で明らかになっています。

さて、脳出血とクモ膜下出血は、出血性の脳血管疾患に分類されます。

脳出血は脳溢血とも呼ばれ、脳動脈が破れて出血する病気であり、最大の原因は高血圧です。出血自体は自然に収まりますが、流れ出た血液は凝固して血腫となり周囲を圧迫するため、脳が機能不全となります。

同じ出血性の疾患であるクモ膜下出血は、脳の表面を覆う三層の膜の真ん中のクモ膜と軟膜の間を通る動脈が破裂する疾患であり、激しい頭痛が特徴的な症状です。脳そのものの出血ではないため後遺症は比較的少ないのですが、死に至るリスクが高く患者の約三割が死亡しています。

脳血管疾患の予防策としては、禁煙、コレステロールを多く含む動物性脂肪の抑制、ビタミンCの補給、塩分の抑制、適度な運動などがあげられます。

●肺炎

肺炎は代表的な急性感染症の一つで、肺の炎症性疾患の総称です。

肺炎と聞いても、健康な人にとってはその怖さがピンとこないかもしれません。実際、六五歳以下の年齢では、肺炎が死亡原因になることはほとんどありません。

しかし、六〇歳代後半になると肺炎のリスクはいきなり高くなり、死亡原因の第四位に躍り出ます。また、八五歳以上では脳血管疾患を抜いて第三位にランクされています。

高齢者と同様、肺炎による死亡リスクが高いのは乳幼児です。このことは、体力がなく(衰えている)、免疫力が弱い(低下している)ことが肺炎による死亡の要因となっていることを示しています。

ともあれ、高齢者にとって肺炎は非常に危険な疾患であるということを頭に入れておいてください。

ところで、肺炎はマイコプラズマ、クラミジアなど、様々な病原体によって引き起こされますが、最も一般的な病原体は肺炎球菌と呼ばれる細菌です。

また、こうした病原体が発症の単独要因にもなりますが、風邪やインフルエンザに引き続いて併発するケースがよくみられます。その他、高齢者特有の肺炎として、誤嚥性肺炎と呼ばれるものがあります。食事中、食べ物や唾液は通常食道に入りますが、たまに誤って気管に入ってしまうことがあります。その時、食べ物や唾液に混じって細菌などが肺に達し炎症を起こす場合があり、これが誤嚥性肺炎です。

肺炎の予防は、十分な睡眠やバランスのとれた食事といった規則正しい生活を心がける、ゆっくり食べることにより誤嚥を防ぐ、うがいや歯磨きをしっかりとして口中を清潔にする、といった習慣をつけることです。

なお、肺炎の最大のリスク因子である肺炎球菌に対しては予防ワクチンがあり、死亡リスクを低下させることが確認されています。特にインフルエンザ流行時には、インフルエンザワクチンと併用することをお勧めします。

三●高齢者に多いその他の病気

前述したように、高齢者固有の病気というものはありません。また、老年期では個人差が極めて大きく、何歳だからこの病気に罹るというわけでもありません。ただ、老年期に比較的に多くみられる病気、深刻な病気につながりやすい病気というものはあります。

以下、いくつか代表的な病気について簡単に触れておきます。

●糖尿病

糖尿病は加齢に伴い発症しやすい病気の一つで、四〇歳、五〇歳を過ぎると発症する人がいきなり多くなります。

糖尿病とは、血糖値（血液中のブドウ糖の濃度）が異常に高くなった状態、ブドウ糖が細胞に運ばれず血液中に溢れている状態をいいます。

正常な状態であれば、食物から取り込まれたブドウ糖は血液を通して各細胞に送られ、エネルギーになります。また、余ったブドウ糖は脂肪やグリコーゲンに転換されてエネルギー源として貯蔵されます。

そして、血糖値によるそうした機能をコントロールしているのが膵臓から分泌されるインスリンというホルモンです。また、インスリンは血糖値を下げる唯一のホルモンでもあります。糖尿病は、このインスリンが様々な原因で減少する、あるいはその機能が低下することによって引き起こされます。

高血糖状態が慢性化すると次第に全身の細胞が損傷していき、身体中いたるところに様々な異常をきたすようになります。

なお、糖尿病のもう一つの大きなリスクとして合併症があげられます。合併症には、糖尿病性網膜症、糖尿病性腎症、糖尿病性神経障害、白内障など、様々なものがあります。また、心筋梗塞、動脈硬化、脳梗塞といった疾病においても糖尿病が契機となることが多く、アルツハイマー型認知症のリスク要因になっていることも広く知られるところです。糖尿病が「万病のもと」といわれる所以です。

ところで、一般に糖尿病は、特にその初期においては痛みなどの自覚症状がないといわれています。しかし、身体から発せられる内なる声に耳をすませば、いくつかのシグナルを感じとることができるはずです。以下、いくつかあげてみましょう。

①のどがやたらに渇く
②排尿の回数が多い
③体重が急激に減る
④全身がだるく疲れやすい
⑤目がかすむ
⑥手足が痺れる
⑦性欲が減退する

こうしたシグナルが出ていれば、億劫がらないですぐに病院での診療を受けるようにしてください。

現在、日本の糖尿病患者およびその予備軍を合わせると、二〇〇〇万人にものぼるといわれています。一九七〇年の時点ではその数が約三万人といわれていたので、ここ四〇年あまりで飛躍的に増大したといえます。

糖尿病は典型的な生活習慣病であることから、その劇的な増加は食生活の欧米化に起因するのではないかということが容易に推察できます。

糖尿病の三大原因として、加齢、肥満、運動不足があげられますが、糖質や脂質を控えたバランスのとれた食事、適度な運動といった生活習慣の改善によって、少なくとも予備軍の段階では十分予防が可能であることを頭に入れておいてください。

●骨粗鬆症

骨粗鬆症は、骨量が減少することにより、骨が小さな穴の開いたようなスカスカの状態となって脆くなる病気です。発症すると、背中や腰が曲がったり、転んだだけで骨折したりします。特に女性は閉経後、急激に骨量が減少することから骨粗鬆症になりやすいことがわかっていて、骨粗鬆症全体の八割を占めています。高齢女性にとっては、とてもリスクの高い病気ということができます。

この病気は、それ自体で生命を脅かすことはありませんが、骨折することにより要介護状態、悪くすれば寝たきり状態になることも往々にしてあります。そして、高齢になっての骨折はＱＯＬ（生活の質）を極端に低下させます。

骨粗鬆症の原因としては、骨の形成に不可欠のカルシウムの不足、ビタミンＤやビタミンKの不足があげられます。特にカルシウムが不足すると骨粗鬆症の原因となるだけでなく、血管などにカルシウムが逆に増え、動脈硬化、糖尿病、高血圧など様々な疾病が起こりやすくなります（カルシウム・パラドックス）。

骨粗鬆症の予防策としては、発症前の日常生活において、上記の栄養素を多く含んだ食事をとること、適度な運動を欠かさないことがあげられます。

参考までにあげると、カルシウムを多く含む食品としては干しエビ、煮干し、ひじき、えんどう豆など、ビタミンDを多く含む食品としてシイタケ、シラス干し、焼き鮭など、ビタミンKを多く含む食品として納豆、海藻類、緑黄野菜などがあります。

骨粗鬆症になってしまった場合は、整形外科で食事療法、運動療法、薬剤療法といった診療を受けること。そして、日常生活においてとにかく転ばないようにする、転ばないような環境づくりをすることです。高齢者の場合、畳の部屋で尻もちをついても腰の骨を折ることがあります。したがって、室内の段差を極力なくし（バリアフリー）、浴室など危険と思われるところには手すりを付けるように心がけてください。

● 認知症

認知症とは正式な病名ではなく、それまでに発達してきた知能が極端に低下した状態をいいます。直接的に死に至る病気ではありませんが、死とは異なった意味で認知症に対して恐怖感を持つ人は多いのではないでしょうか。

認知症の最も顕著な症状は記憶障害ですが、老化に伴って誰でも経験するたんなる物忘れとは明確に異なります。認知症とは、脳の器質障害による明らかな疾患なのです。

一例をあげれば、老化による物忘れでは朝何を食べたか忘れても食事をしたことは覚えています。対して認知症の場合は、食事をしたこと自体を忘れてしまいます。

認知症の最大のリスク因子は、高齢であることです。統計によれば、現在日本の患者数は二〇〇万人ともいわれ、その約九割が六五歳以上、発症は六〇歳代では一~二%、以後徐々に増えていき八五歳から急激に増大して三〇%近くにのぼることがわかっています。

また、食生活の変化や高齢化を反映して、今後さらに増えることが予想されています。

認知症の原因となる代表的な疾患としては、脳血管障害、レビー小体病、アルツハイマー病があげられます。

脳血管障害型認知症は、脳梗塞や脳出血など血流障害により脳機能が損なわれて認知症が発現するものですが、その七~八割が脳梗塞に起因します。特徴としては、記憶障害の他に言語障害や痺れなど、血流障害の部位によって症状が異なることにあります。

レビー小体型認知症は、脳後方にあるレビー小体という部位が器質障害を起こし、認知症に至るものです。その特徴は、アルツハイマー型認知症の特徴に加えて、パーキンソン病に似た運動障害を起こす点です。

そして、老人性認知症の約八割を占めるとされるアルツハイマー型認知症ですが、この疾病は徐々に進行し、その過程で急激に脳細胞が減少して脳が委縮していく。その結果、人間を特徴づける高度な知的能力が失われます。

アルツハイマー型認知症は、一度発症するとその進行を止めることはできないし、完治させる方法も残念ながら現在のところありません。また、その発症の詳しい機序は未だわかっていません。

ただ、近年の研究では、アルツハイマー病患者の脳にはベータ・アミロイドと呼ばれるたんぱく質が異常に変化した物質が増え、脳の表面に老人斑と呼ばれるシミが広がっていることが報告されています。また、神経細胞には神経原線維と呼ばれる糸屑状の組織が見つかっています。そして、この二つが増えるにしたがって、神経細胞が減少することがわかってきています。

ところで、認知症は原因となる疾病の違いに加えて個人差が大きいことから、多彩な症状が発現します。しかし、以下にあげるようなどの認知症患者にも共通してみられる症状というものもあり、それらを中核症状と呼んでいます。

①記憶障害：直前のことを覚えていない、行動中に行動の目的を忘れるなど重度の記憶障害。
②見当障害：時間、場所、他者認知など、基本的認識の喪失。
③判断障害：通常の状況判断力と対応力の喪失。

一方、中核症状から引き起こされる周辺症状と呼ばれる二次的症状があります。この周辺症状は個人差が著しく様々な症状がありますが、主なものをあげると、被害妄想、幻覚、不安神経症、徘徊、睡眠障害、過食など異常摂食、攻撃的態度などがあります。

認知症、特にアルツハイマー型認知症には、その進行に初期、中期、後期といったいくつかの段階があり、その段階によって症状も異なります。

すなわち、初期段階では軽い記憶障害および日常生活における小さな失敗などを起こすようになります。中期段階では記憶障害が著しくなり見当障害、判断障害など中核症状および様々な周辺症状が発現し、日常生活に支障をきたし介護が必要となります。さらに後期段階になると人格が崩壊したり、寝たきりになったりすることもあります。そして、最終的には死に至ります。

先に述べたように、認知症には決定的治療法というものはありません。ただ、初期段階であれば、医師の診断を受けることによって、症状の進行を遅らせるためのいくつかの療法があります。

初期段階の具体的特徴とは、認知機能には問題がなく日常生活にも支障はないが、物忘れが急に多くなり、またそれを他人から指摘されるといった点です。こうした状態であることを気づいた時には、一度医師の診断を受けた方がいいでしょう。

最近では、「物忘れ外来」を設けている病院も多くなりました。ない場合は、神経科、神経内科、老年病内科などで診断を受けるといいでしょう。早期発見早期治療が非常に効果的であることは認知症に関してもあてはまるので、怪しいと感じたら必要以上に緊張することなく気軽に診断を受けるようにしてください。

認知症、特にアルツハイマー型認知症を完治できる薬剤はありませんが、その進行を遅らせる薬剤として塩酸ドネペジル系の薬品があります。また、漢方薬にもベータ・アミロイドを抑えるものがあるので、医師の判断を仰いでください。

なお、ある程度症状が進んだ段階の療法としては、薬物以外に回想法と呼ばれる療法が注目されています。この療法はとても簡単で、会話を通して患者の過去の懐かしい記憶を呼び覚ますという方法であり、一般には家庭において家族によって行われます。記憶障害が進んでいる場合でも古い記憶だけは残っていることが多く、回想法を長く続けることによって徐々にではあっても認知機能が改善されることがわかっています。

アルツハイマー病は突然発症するものではなく、加齢に伴って徐々に脳が変化してある程度進んだところで初めて発覚するものです。したがって、その初期段階、まだ認知症と診断されていない段階で対策を講じることが肝要です。

具体的な予防策としてあげられるのは、他の多くの疾病予防と同じく常識的な方策です。すなわち、禁煙、食生活の改善、適度な運動ということになります。特に食生活についてには野菜・果物の摂取の他、なるべくサンマ、イワシ、サバなどＥＰＡ（エイコサペンタエン酸）やＤＨＡ（ドコサヘキサエン酸）を多く含む青い魚を摂るよう心がけてください。また、赤ワインに含まれるポリフェノールも認知症のリスクを下げるといわれています。

その他、日常的に読書などの知的作業、他者とのコミュニケーションが有効であるといわれています。

いずれにせよ、認知症についてもその予防策としては生活習慣がとても大切であることは確かです。

ところで、認知症は患者本人もさることながら、ある意味でそれ以上に介護者に負担をかけるという特徴を持った病気です。高齢化社会特有の、いわゆる老老介護の場合は特にそうです。通常その介護は六~七年、場合によっては一〇年という長期にわたり、厳しいものであることを理解してください。

したがって、介護にあたっては一人で抱え込もうとせず、医師やケアマネージャーなど介護のプロフェッショナル、ヘルパーといった人びとと協力しながら、チームとしてあたるようにすべきでしょう。

また、認知症患者は時に不条理、あるいは理不尽な言動をとることがままあります。そうした時、強く叱責したり大声でどなったりするのはタブーです。いたずらに不安感を高め、症状を進行させてしまうだけです。そもそも、彼らは自分がなぜどなられているのか理解できません。認知症とはそのような病気なのです。認知症患者は、いままでできていたことができなくなったことから、ただでさえ日常的に不安を抱えています。そのあたりをよく理解して、粘り強く対応するようにしてください。

認知症患者は、認知能力は低下していますが、当然ながらプライドもあり、人間的な感情を最後まで持っているということも忘れないでください。

介護者、特に親子や夫婦といった近しい関係にある介護者は、患者が元気であった頃の自分との関係性を思い出し、優しい気持ちで支えるようにしてください。

本格的な高齢化社会を迎えた日本では、今後ますますアルツハイマー病が増える傾向にあります。明日は我が身という言葉がありますが、誰でも認知症を発症するリスクを持っているのです。

それでは、自分自身が認知症であることを認識した時、どのようにその事態と向き合えばよいのでしょうか。

認知症の患者をみて、自分はああなりたくないと思うのは、おそらく自然な感情だと思います。思いますが、しかしまた認知症も病気のひとつであることに変わりはありません。であるなら、やはりたんたんとそれを受け入れるべきでしょう。人はすべて、生まれ、老いて、病に罹り、死んでいく。寿命の総体は、誰にも変えることはできません。認知症に罹るということも、人生の一部なのです。

他の病気と比べると、確かに認知症は特異な面を持っています。

ひとつは、ある程度症状が進むと、認知症となった本人には自分が置かれている状況を認識できません（認識しなくても済む）。したがって、周囲に対して恥ずかしいといった、負の感情自体がないわけで、夢の中にいるようなものです。ある意味で、本人自身は楽だということもできるかもしれません。

もうひとつは、先に述べたように、周囲の介護者の負担が大きいということです。そのため、症状の初期において周囲に迷惑をかけて申し訳ないという思いを強く持つかもしれません。けれども、周囲の介護者にとっても、介護をするということ自体が、あらかじめ決められた彼らの人生の一部なのです。時に人を助け、時に人に助けられる。それが、人生の実相です。

いずれにせよ、認知症も寿命の中で生起した一事象に過ぎません。いささか乱暴な比喩かもしれませんが、現在の美醜の基準からすると容姿が劣る、あるいは相対的に貧しい環境にある、といったほどの意味しかありません。つまり、人間の存在の本質には無関係だということです。矢作教授の述べる「摂理」と「霊性」を考える時、認知症を怖がることも、恥ずかしがることも、また申し訳なく思うこともないのです。

なるようになる、それが寿命というものなのです。

●鬱病

近年、日本では鬱病が増えています。一般に青年、壮年の鬱が注目されがちですが、実は高齢者の鬱病はそれ以上に多く、認知症に次いで罹患者が多いといわれています。

高齢者の口から「疲れた。早くお迎えが来てほしい。早く夫（妻）のいるところに行きたい」といった言葉が出るのを、よく耳にしませんか。そのような時、本人も周囲も鬱病に罹患していないか疑ってみてもよいでしょう。

話は少しそれますが、老齢になって心身に不調をきたすようになると、辛いこの世を早く去りたいとつい思ってしまう気持ちがわからないではありません。また、魂魄の永続性を考える時、彼岸に思いを馳せること自体はもちろん悪いことだとは思いません。

しかし、繰り返すようですが、私たちは目にみえない大きな力、摂理によって生かされている。そして、生きていることには何らかの意味が隠されている。したがって、やがて必ず訪れる身体的死に至るまでは、しっかりと生きるべきなのです。本書のモチーフは、この命題につきます。

さて、鬱病はその症状が認知症と非常に似ていますが、治すことができる疾患であるという点が大きく異なります。

鬱病は明確な疾患ですが、精神病ではありません。この疾患には特に決定的な原因というものはなく、心身における複合的な要因によって発現します。

器質的には、脳の元気がなくなる、すなわちノルアドレナリンやセロトニンといった神経伝達物質が減少することによって脳が活性化しないことが要因となります。

その大きな誘因となるのは、ひとつは親しい人の死や退職による仕事の喪失、あるいは体力・気力の衰えなど、強い喪失感です。もうひとつは、身近にコミュニケーションをとれる近親者がいないという核家族社会特有の孤独感です。

鬱病の前駆症状としては、以下のようなものがあげられます。

①強い憂鬱感や不安感
②物忘れの頻度が高くなる
③思考力や集中力の低下
④意欲の減退
⑤興味の喪失

⑥精神運動制止（身体の動きが緩慢になり口数が少なくなったり声が小さくなったりする。あるいは逆に焦燥感が強くなる）
⑦自分が無価値であるという自信喪失による強い罪責感
⑧食欲の減退
⑨睡眠障害
⑩体重の急激な増減
⑪自死願望（配偶者など死別した重要な他者と再会したいという強い願望）

なお、高齢者が鬱病に罹患した場合、身体の不調として自覚されることが圧倒的に多いようです。たとえば、胃腸の不調や手足の痺れといった複数の症状を訴え、病院で診察を受けても身体にこれといった異常がみられないという場合、そのほとんどは鬱病です。いずれにせよ、鬱病は誰でも罹患するリスクのある病気であり、しかも治る病気なので疑いがある時は躊躇せず、精神科や心療内科で診察を受けるようにしてください。放っておくと、最悪な場合は自死というリスクもあります。

鬱病の治療としては、薬物療法、精神療法、環境調整などがあります。ただ、薬物に関しては、これまで高齢者の精神安定に効果的な薬剤としてセロクエル、リスパダールといった薬品が処方されてきましたが、最近の研究でこうした薬品が患者の寿命を縮める場合があることがわかってきました。薬物療法では絶対的なものはなく、また薬は使わないでいいのであればそれにこしたことはありません。そのあたりは、医師と相談しながら治療を進めるようにしてください。

鬱病の予防としては、バランスのとれた食事、適度な運動、飲酒の抑制といった常識的な予防策の他、老齢になる前から準備をしておく必要があります。といっても、お金をたくさん蓄えるといったことではなく、老後に何をしたいかを考えたり、世代にこだわらずコミュニケーションをとれる友人を増やしたりする、といったことです。

最後に、最も大切なことはいま自分が生かされていることを素直に感謝し、様々な状況をあるがままに受け入れ、日々をたんたんと笑いながら生きることによって、鬱病の大敵であるストレスをため込まないことです。

●老衰

老衰とは、字義通り生体が老いて衰える現象です。具体的には、全身の細胞や組織の機能が低下し、代謝、免疫、修復といった高次中枢機能が衰え、恒常性の維持が困難となることです。そして、その結果死に至ること老衰死、あるいは自然死と呼び、私たちはそれを俗に「寿命が尽きた」といっていますね。

ただ、医学的に老衰死という概念、あるいはその定義は、はなはだ曖昧かつ漠然としたものであり、病名というわけでもありません。

というのも、医療診断において明確な死因がわからない高齢者の死は、現実的にはすべて老衰死とされているからです。実際、解剖を行うとすべての臓器が老化して機能不全になっているというわけではありません。高齢者の死因は多岐にわたり、診断では特定できない場合も多々あるのです。

一方、従来老衰死と診断されていた死因も、医学の進歩により診療技術が向上し、心不全、脳卒中、肺炎、多臓器不全など具体的な病名がつけられることが多くなり、老衰死とされる死因は非常に少なくなりました。

ともあれ、老衰とされる死は、診断上病名を特定できなくても、実際には何らかの死因があるはずです。したがって、老衰死とは「通常の診断では疾病を特定できない高齢者の死」と定義できるかもしれません。

老衰死は、いわゆる「ポックリ死」と並んで、一般には理想的な死に方とされているようです。確かに、苦痛も死への恐怖もなく穏やかに死ねるということに対して、人びとがある種の憧憬をもつことは無理からぬことかもしれません。

ただ、近年では他の末期症状の病気に対する緩和医療もかなり進んできています。患者にできるだけ苦痛を与えずその最後を看取るということは、医師にとっても重要なテーマとなっています。


さて、ここまで高齢者が罹りやすい主要な病気について述べてきましたが、こうした疾患の進行ないしは治癒の経過は人によって千差万別です。たとえば、同じようなステージにあるガンに対して同じような処置を施しても、ある人は一か月もたず死亡するし、ある人は数十年も生きる。要するに、生きているすべての人間は、一人一人まったく異なったオリジナルな心身を有している。したがって、当然のことながら病気に対する反応もそれぞれ異なるということです。

昨今の健康ブームを受けて巷には健康関連の情報があふれ、健康法についても様々なものが提案されています。もちろん、人びとが自分の健康に関心を持つのはとてもよいことだと思います。ただ、前述した通り人はそれぞれで、そうした健康法も自分に合うとは限らないということは知っておいた方がよいでしょう。

本項で述べた病気の予防策はほとんどの病気に対して共通するもので、極めて常識的かつとりたてて新味のないものです。逆にいえば、ほぼ間違いなく病気の予防策として合理性があると周知されているということもできます。いま一度ここでまとめてみると、タバコを吸わない、食べ過ぎない、適度の運動をする（過剰な運動は逆効果）、ストレスを回避する、といったところでしょう。

　中でもタバコの害は、多くの機関による長年にわたった研究調査のストックから指摘されているものです。タバコの成分は、ガン発現のリスク物質をはじめ、さながら有害物質のデパートといった観があります。愛煙家の方々にとっては耳の痛い話でしょうが、当人のみならず、副流煙による他者へのリスクという点も考慮し、本書を読まれたことを機会に禁煙にチャレンジされてはいかがでしょうか。

　もうひとつ、ストレスの回避。ストレスを避ける、つまり気分よく日常を送るということは、病気を予防する上でとても大切なことです。近年になって、「気分」を支配する神経系が免疫系にも影響を与えるということが徐々にわかってきました。身体の中の免疫系が弱ると、ガンの進行を速めたり、感染症にかかりやすくなったりと、ろくなことがありません。そして、気分を常に良い状態に保つことが、免疫系を活性化するというわけです。

　朝目覚めた時、気分が爽快であれば、それは身体が健康であることの証しです。

ところで、実際に様々な苦痛を伴う病気は、単に苦しいだけ、まったく無意味なことでしょうか。答は否です。

病気は様々なことを教えてくれ、人生について深く思索する機会を与えてくれます。病気になってはじめて健康であることがいかに有難いことかを知る。ふだんは忘れがちだった人の思いやりや優しさを改めて知り、また人の痛みがわかるようになるのではないでしょうか。

生きているからこそ、病気になる。繰り返すようですが、病気になるということも、私たちの人生の一部であり、そこには何らかの意味が存在するはずです。私たちの生の総体の意義は、決して楽しいことだけにあるわけではありません。困難な状況、苦しみに満ちた時間においても生に対する深い学びがあり、また学ぶべきなのです。

●未病

みなさんは「未病《みびょう》」という言葉を耳にされたことはありませんか。未病とは「未ダ病ニナラザル」、日本語ではなく中国医学の概念で約二〇〇〇年前の中国、後漢の時代に刊行された中国最古の医学書『黄帝内経《こうていだいけい》』が最初の出典といわれています。そこでは未病を

「病気に向かう状態」と定義し、この未病の状態にある人を治し病気にさせない医師こそ聖人であるとも記されています。

西洋医学（近代医学）の恒常性という概念を使えば、健康とは恒常性が正常に保たれている状態、未病とは恒常性が揺らぎ微妙な不調を発現している状態、病気とは恒常性が崩れ何らかの機能不全に陥っている状態、と表現することもできます。

要するに、病気になる前段階の状態を未病ということができます。糖尿病の前兆などは、まさしく未病状態ということができるでしょう。

日常生活において、何となく体がだるい、よく眠れない、あるいは極端に食欲がないなど、少しでも不調があるようなら未病を疑ってもいいでしょう。

そうしたときは、億劫がらずにできるだけ早く病院に行って、精密検査を受けるようにしてください。何となくだるい日が続くので検査を受けたら白血病であることがわかった、などということもあり得るのです。逆に気のせいだったということがわかれば、それはそれで安心できるのですから。

医療にたずさわる医師たちがよくいうのは、未病のうちに来院せずいよいよ切羽詰まってからやってくるという人が圧倒的に多いということです。早期発見が一〇〇％だとまではいいませんが、原因をある程度早期に特定できれば、早期に対応することも可能になります。

●介護の問題

認知症のところでも述べましたが、「病」が長く続き、「死」が近づいてくると、患者自身もさることながら、その家族も大きな問題に直面します。それは介護という問題です。最初はただ動けないだけだからとタカをくくっていたら、そのうち認知症を発症してしまい、介護が大きな負担になってしまったなどというケースは決して珍しくありません。なかでも悩ましいのは、意識ははっきりしているが体は動かないという場合です。患者自身のストレスも相当でしょうが、介護する側の気持ちも想像以上のものがあります。どんなに元気な人も、そうした状況が長く続けば、日に日にストレスがたまっていくことでしょう。しかし、この場合、実際の生活の中でできる部分はやる、できない部分はしょうがないとあきらめるしかありません。

動けないのだから施設に入れるというケースもあるでしょう。すると、入れられた本人が強い不満を述べることがあります。しかし、現実問題として、介護している側が倒れてしまっては、状況はもっとひどくなります。そのあたりのバランスを考慮し、施設に入れるかどうかを決めればいいのではないでしょうか。

現在の日本では、いわゆる「老老介護」が年ごとに増えています。これも考え方しだいで、老老介護であっても介護することに生き甲斐を感じるお年寄りもいます。その一方で、本当はネコの手も借りたいほど大変なのに、様々な事情でそれができないという人もいます。実際、公的な援助が受けられるケースもあるわけで、そのあたりの情報もきちんとつかみながら、対処していくことです。

まわりから見て、これは施設に入れて介護を依頼する以外ないのではないか、というような状況にある人でも、「人さまのお世話にはなりたくない」といって頑なに断わる人もいます。こうした場合、むしろ本人の意思を尊重した方がいいこともあります。実際、日本のお年寄りには、他人の世話になりたくないと考えている人が少なくありません。認知症が多少進んでいても、歩くのに不自由しないし、身のまわりのことも自分ひとりでできるから大丈夫といって、施設に入ったりヘルパーを頼んだりするのを断わってしまう。

確かに、本人にしてみれば、長年住み慣れたところを離れて、見も知らぬ場所で、見も知らぬ人たちと同じ屋根の下で暮らすということは面倒に思えるでしょうし、それ以上に不安を感じるはずです。だとすれば、多少の不自由はあっても、自分が我慢さえすれば誰に迷惑をかけるわけでもないのだからということで、そうした判断に行き着いてしまうわけです。

以下は、矢作教授の話です。

私の母もそういう状況でした。私は「施設に入ることもできるんだし、それが嫌なら介護を頼んでもいいいんだよ。さもなきゃこっちで面倒見るから東京に来たら」と、いろいろ声をかけてみました。

私としては離れて暮らしているので心配でならないのですが、どう説得しても首をタテに振ろうとしません。「ヘルパーさんだけでも申し込んでおいたら」と、母が亡くなる前、私は何度もすすめました。それでも、聞き入れようとしないのです。杖を買ってあげても使おうとはしません。

客観的な見地から判断するのと、本人が自分の体のことを判断するのでは、大きな違いがあるのは確かです。しかし、最終的には、やはり自分の体のことは自分がいちばんよくわかるのではないかという気がします。

現に私の母も、亡くなってからわかったのですが、その少し前に介護を申し込んでいたようです。葬儀のあと母の住まいの整理をしているときに役所から書類が郵送されてきたのでわかったのですが、その時「オフクロも、そういう気持ちがあったんだ」と気づかされました。要するに、自分の最期は自分がいちばんよくわかるということなのかもしれません。

私の母はいわば玉砕したわけですが、考えてみると、私自身が同じような状況に遭遇したら、おそらく同じような選択をするでしょう。

世の中には、我慢強い人もいれば、甘えん坊の人もいます。QOL（生活の質）の低い時間を長く過ごすことがいいのか、花と散るのがいいのか、最終的には本人の人生観の問題でしょう。たとえ血を分けた身内であっても、そのあたりまではわからないというのが正直なところであり、結局は本人が望む生き方を尊重するのがよいのではないかと思うのです。

四●病院との付き合い方

近年その維持が揺らいではいますが、日本の医療保険制度は先進国の中では非常に充実していて、通常は治療費の三割負担、七五歳以上の後期高齢者は一割負担となっています（二〇一四年三月現在）。

欧米の先進国では、医療費は総じて非常に高額であり、アメリカを例にとると虫垂炎の手術（入院日数一日）は何と二〇〇万円前後にものぼります。最も簡単な手術のひとつである盲腸の手術でさえこうですから、他の重篤な疾病ではどれだけ請求されるのか、想像すると空恐ろしくなりませんか。

もっとも、アメリカでは民間の医療保険に加入することが、なかば常識となっているようです。しかし、そうした高額の保険に加入することができない貧困層の人びとはどうするのか。他国のことながら、少し心配になりますね。

ともあれ、現在の日本では普通の人びとは安心して病院で診察を受けることができる環境にあります。したがって、身体の不調を感じたら、あるいは健康診断等で疾患を指摘されたら、あまりがまんすることなく早めに病院で診察を受けるようにしてください。

●病院をどう選ぶか

さて、医療施設には街の医院・診療所、中小の専門病院、大規模な総合病院から大学医学部の附属病院まで様々です。そうした中からどこを選べばいいのか、その判断は実はなかなか難しいところです。

現在、全国には約三〇万人の医師がいて、八六〇〇の病院と一〇万の診療所（無床診療所九万、有床診療所九万六〇〇〇）があります。患者一人ひとりに、「あなたはこの病院（医院）に行った方がいいですよ」といった具合にマッチングできる仕組があれば理想的ですが、現実には不可能です。結果、医師と患者の関係はまったくアトランダム、ほとんど行きあたりばったりのようなことになってしまっているのが現状です。

日本では、死亡する患者の約八五％が病院で息を引き取ります。その意味で病院は身近な場所であると同時に、死に場所にもなっているわけですから、人生の中で非常に重要な位置を占めています。

そのためか、病院のランキング本の類はいくつも出版されています。また、インターネットでもそうした情報を得ることができます。ただ、それらの情報の中にも恣意的な評価が多々あり、全面的に信頼できる情報というわけではありません。

常識的な言い方になりますが、結局のところ、ある程度の規模で、ある程度の設備を備えていて、なおかつ多くの患者が通院している病院なら、ある程度信頼できるということになりましょうか。また、自分のまわりに信頼できる治療を受けた経験があるという人から病院を紹介してもらうのもよいでしょう。

ただ、一般に最初に足を運ぶのは、近所の医院や病院というケースがほとんどではないでしょうか。ちょっとした怪我や風邪の初期症状など、軽い疾患であればそうした医院で診察を受けることにまったく問題はありません。また、不調の原因が不明な場合、あるいは重篤な疾患である可能性がある場合などは、そこの医師に充実した医療設備を備えた病院を紹介してもらうとよいでしょう。

さらに、理想をいえば、かかりつけ医（主治医）を決めておくことです。現在、かかりつけ医がいるという人は患者全体の七％ほどしかいません。かつての日本では、近所の町医師＝開業医がかかりつけ医の機能を果たしていました。

かかりつけ医とは、身近にいて信頼できる医師のことであり、単に治療を行うだけでなく、生活習慣、健康管理についてのアドバイスをしてくれる存在です。

かかりつけ医は、長期にわたって何度も患者を診ていることから、患者の身体の個性を把握していて的確な診たてができます。また、ちょっとした身体の不調（未病）を感じた時に気軽に相談することができ、専門的あるいは高度な治療が必要になった場合には病態に合った適切な医療機関を紹介してくれることも、かかりつけ医を持つ利点です。

大きな病院では、通常、患者が医師を指名することはできません。また、医師の移動も往々にしてあります。したがって、かかりつけ医は近隣に存在する小規模の開業医であること、また重要な疾患は内科系に多いことから内科医であることが無難でしょう。

さらにいえば、相性がよく相談しやすい（コミュニケーションをとりやすい）ことも大切です。

●医師との付き合い方

まず、最初に述べておきたいことは、医師は普通の人間であるということです。どんなに優れた医師にかかろうが、どんなに高度な設備を備えた病院に入ろうが、人の身体は死ぬ時には死ぬというのが現実です。

仏教に「四百四病《しひゃくしびょう》」という言葉がありますが、これは病気には四〇四種あるという意味です。しかし、実際の病気の種類はそんなものではなく、一説には二五万種以上ともいわれ、病気ではないかと疑われるものも含めると一〇〇万種にのぼるともいわれています。正確な数は定かではありませんが、とにかく途方もない数の病気が現実に存在しています。そして、その大半は、明確な治療法は言うに及ばず発症の機序さえもわかっていません。

また、矢作教授の話では、臨床の現場で回復基調にあった患者さんの容態が突然悪化して死亡した、逆に現代医学の常識ではまず助からないだろうと思われた患者さんが蘇生した、しかもその原因は不明であるというようなことは現実に多々あるそうです。

他の自然科学分野においても同様ですが、目覚ましい進歩を遂げたようにみえる医学にも限界があり、実際にはわからないことだらけだというのが本当のところのようです。

とはいいながら、できることなら優れた医師に治療してもらいたいというのも人情でしょう。それでは、優れた医師とはどのような医師のことでしょうか。

世の中には確かに「神の手」と称される手術の名手や、薬剤の知識に長け病態に合わせた緻密な処方ができるプロフェッショナル、つまり名医と呼ばれる医師が存在します。しかし、当然のことながらすべての患者がそうした名医の治療を受けられるわけではありません。また、名医と呼ばれる医師もすべての疾患に対応できるわけでもありません。

したがって、まず治療というものを総合的に捉え必要に応じて適切なチームを組み治療にあたる、また自分の知識および技量を客観視することができ、判断に迷った時には躊躇することなく適任であろうと思われる医師や医療機関を紹介する、そのような行動を迅速にとれる医師が、現実的で優れた医師だといえるのではないでしょうか。


さて、話は変わりますが、医師が診察をする時には、まず患者から症状について、いつから、どこが、どのように具合が悪いのかといった聞き取り、いわゆる問診を行います。実は、この問診が非常に重要であり、情報量が多ければ多いほど的確な治療方針を立てることができるのです。そして、問診における核心となるのが、患者からの症状についての説明です。みなさんは、初診時に医師に対してどのような説明をされているでしょうか。

医師に病気の症状を伝える時、自分ではわかっていてもそれを相手に正しく理解させるのは思ったより難しいはずです。加えて、医師は一人の患者だけに関わっているわけではないので、問診の時間にも一定の限度があります。それは、かかりつけ医であっても事情は変わりません。

そこで、ぜひともお勧めしたいのは診察前の準備、具体的には以下にあげるような自覚症状や病歴、その他の情報を整理して書き留めたメモを用意することです。

①いつ頃から
②どこが
③どのように悪いのか
④薬剤に対するアレルギーの有無
⑤常用している薬
⑥病歴とできればその際のカルテ
⑦健康診断や人間ドックの資料
⑧喫煙や飲酒など生活習慣

こうした準備をすることによって、診察時、特に初診時において、誤診を回避し、よりスムーズに医師の正しい診断を引き出すことになるはずです。

通常の社会生活における関係性と同様、いや自分の身体がかかっているぶんだけ医師と患者間のコミュニケーションはより重要だといえるでしょう。


ところで、みなさんはインフォームドコンセントという医学用語を耳にされたことはないでしょうか。この言葉は、患者が医師の説明を理解し、納得した上で治療方法ないしは治療方針を選択するということを意味しています。いいかえれば、提案された治療を拒否することも含めて、患者の自由意志というものを最大限に尊重しようという概念です。

一口に治療といっても、その方法論には往々にしていくつかの選択肢があるのが現実です。そして、その中のどの方法がベストであるかは、一概にはいえません。なぜなら、そこには患者の生活思想、人生観のようなものが大きく関わってくるからです。

特に末期医療においては、そうした側面が顕著にあらわれてきます。たとえば、やらなければならないことがあるのでできるだけ最期までの時間を稼いでほしい、苦しみながら長期間頑張るのは嫌なのでとにかく楽な方法をとってほしい、といった具合です。

もちろん、担当医には担当医なりの医療に対する考え方、価値観がそれぞれあり、ベストであろうと考えられる治療方法を提案します。しかし、自明のことながら担当医と患者はあくまで別の人間なのです。患者にとって身体は自分自身のものであり、また人生についてもしかりです。

したがって、医師の説明を受けるに際しては、予後のＱＯＬ（生活の質）がどう変化するか、副作用や合併症のリスク、治療の成功率、治療にかかるコストなど、十分に理解できるまで説明を受けた上で、納得できる治療を選ぶようにしてください。

治療というものの本質は、医師と患者の共同作業にあるのです。

余談ではありますが、みなさんは医師に対してどのようなイメージを持たれているでしょうか。

病気というものは、時と場所を選ばず、いつでもどこでも発症します。したがって、通常、医師の仕事は激務であり、一日のうちに複数の手術を行うことも稀ではありません。そのため、決して褒められたことではありませんが、自分自身の疲労により患者さんの精神面まで慮る余裕がないこともあります。

ただ、大部分の医師は、医師という職業を選んだ時から病人を治すという命題が頭の中に刷り込まれ、技量の優劣はともかく全力で治療にあたろうという意思を持っています。それは倫理とか道徳といったものではなく、ほとんど本能のようなものであり、どの医師も等しく持ち合わせているものです。信じられないという方もいるかもしれませんが、これは本当のことです。

いうまでもなく、医師とて患者と同じく人間です。したがって、患者が心を開いて真摯に相談をすれば医師の方もそれに応えてくれるはずです。

●セカンドオピニオン

セカンドオピニオンとは、患者が医師から治療を受ける時、主治医以外の医師から意見を聞くこと、あるいはその意見のことをいいます。

医療技術の進歩は日進月歩であり、治療技術にも様々なものがあります。また、病院によってその設備や医師の技量に差があるのも残念ながら事実であり、セカンドオピニオンをとると、診断や治療の内容が大きく異なることがあります。

そうしたことから、現在、ガンなど特にリスクの高い疾患である場合には、常識的な方策として定着しつつあります。

セカンドオピニオンは、本来は主治医と相談しながら、紹介された他の医師の意見も求め、より有効な治療を選択するという概念であり、単に医師を代えるということではありません。しかし、先にも述べた通り、納得のいく治療を選ぶということは患者の基本的な権利です。なかなか病態が改善しない、治療方針にどうしても納得できない、といった場合には医師を代えることも必要でしょう。

いずれにしても、セカンドオピニオンをとる場合には、カルテなど診療情報資料を主治医から提供してもらう必要があります。これがないと、意見を求められた医師も適切な助言や新たな治療を行うことが難しくなります。したがって、担当医の気分を害して悪いのではないかなどと、あまり情緒的にならず、たんたんと申し出てください。何より、自分自身の身体なのですから。前述した通り、セカンドオピニオンは医療における常識であることを、普通の医師であれば十分認識しているので心配はありません。

なお、紹介された医師に意見を求めるだけの場合、診療ではなくコンサルティングとみなされ全額自己負担となります。ただし、一般外来から保健医療を申し込めば、保険給付の対象となります。

五●代替医療

「治癒」という言葉があります。読んで字のごとく、病気や怪我を「治して癒す」という意味ですが、「治す」と「癒す」では、その内実に微妙な差異があります。そして、西洋医学（近代医学）では「治」に、東洋医学では「癒」に重点をおくという言い方ができるのかもしれません。

●西洋医学と東洋医学

同じ治療という行為でも、西洋医学と東洋医学ではその基本思想が大きく異なります。

一般に、西洋医学は化学薬品の投与による病原菌の撃滅、手術による病巣の除去といった方法によって、即効性のある治療を目指すところにその特徴があり、比喩的にいえば攻撃型の医療です。西洋医学の背骨となっているのは、徹底した科学的論理であり、仮説、実験、検証といった手続きを経て、理論的にその効用が明らかになった方法しか原則として採用しません。また、人間の身体を部分に解体した上で個別に解読し、治療法を探っていくという基本姿勢も西洋医学の特徴といえるでしょう。

対して、東洋医学は全体と部分を対立させることなく人間の身体を総合的に捉え、自然治癒力を高めることを命題とするという点にその大きな特徴があります。そして、科学理論よりも長期にわたる観察、経験を土台とし、身体の部分だけではなく全体を緩やかに改善していくといものです。また、処方されるのは、植物などすべて自然界に存在するものから採取したオーガニックな薬です。こうしてみると、攻撃的な西洋医学に対して、東洋医学は調和的な治療ということができるかもしれません。

こうした相違は、自然は戦う相手であるという西洋と、自然は共存すべきものであるという東洋の、それぞれの自然観の相違に根ざすものなのでしょう。


近代以降、現実には西洋医学が席巻し、医療といえば一般に西洋医学を思い浮かべるようになっています。高度な手術、抗生物質など新しい薬剤、医療機器の開発といった技術を駆使した西洋医学の治療は、確かに目覚ましい成果をあげてきました。しかし、だからといって、すべてにおいて西洋医学が東洋医学に優越しているかというと、そんなことはありません。

部分的な疾患に特化して徹底的に治療を行うという西洋医学の手法は、患部を即物的に治すことには向いています。反面、たとえば対象とする患部に強い効能を持つ薬剤は往々にして他の部分を損傷するという副作用をもたらします。また、手術によって病巣を除去しても、予後に全体のバランスを崩しＱＯＬに少なからず影響を及ぼすことがままあることなどは広く知られるところです。

現在、高血圧、高コレステロール、糖尿病など、いわゆる生活習慣病が深刻な病気を誘起させるリスクの温床であることがわかってきています。こうした生活習慣病への対処は予防医学に属すのですが、全体の調和をとりながら免疫力を高めるなど、穏やかに身体を改善し病気にかかりにくくする東洋医学は、まさしく予防医学そのものということができます。こうした東洋医学の利点は、現代の医学界においてもかなり前から認識されていました。

ともあれ、ここまで述べてきたように、西洋医学と東洋医学は一概にどちらが良いというものではなく、それぞれの利点をケースに応じて取り入れていくべきでしょう。

ところで、東洋医学をはじめとする近代西洋医学以外の様々な医療は、総称して代替医療と呼ばれています。そして、近年では西洋医学に代替医療を組み入れた、いわゆる総合医療と呼ばれる治療手法が採用されることも増えてきているようです。

● 近代西洋医学以外の医療

アメリカでは近年、近代医学の範疇には入らない医療、いわゆる代替医療が急速に脚光を浴びていて、国立衛生研究所（ＮＩＨ）でも多額の予算を投じて本格的な研究に取り組んでいます。そして、その対象になっている分野が幅広いことには驚かざるを得ません。

同研究所に属する国立補完代替医療センター（ＮＣＣＡＭ）では、心身医療的システム

（瞑想や祈りなど心理面からの働きかけ）、生物学的治療（ハーブ類、民間薬、サプリメントなどを利用するもの）、手技療法（カイロプラクティックや温熱療法など）、エネルギー療法（気功や励起など科学的に立証されていないものも含む）など、その研究対象は非常に多彩です。

近代医学の牙城とのイメージがあるアメリカで、代替医療に関するこうした大胆な取り組みをみるにつけ、アメリカの医学の懐の深さを感じざるを得ません。

一方、現在の日本でよく利用されている代替医療としては、整体、カイロプラクティック、鍼灸、気功、健康食品、サプリメントの摂取といったところでしょうか。

その他にも、各種の呼吸法、太極拳、真向法、自然食などの食事療法、アロマテラピー、フラワーレメディ（植物の持つ何らかの性質をエッセンスという形態で体に取り込み、ストレスによる不安やネガティブな感情の改善を図ることで体に本来備わっている治癒力を向上させる）など様々なものがあります。

最近になって、大きな病院の医師もようやく代替医療に関心を持ち始め、なかにはそれを公言して実践している人もいます。ただ、保険診療の対象ではないため、治療費として計上できないことが普及のネックになっているようです。

ところで、矢作教授は、東大附属病院で臨床医として近代医学に属する医療に従事されていますが、すべてのケースにおいて近代西洋医学が絶対だとは決して思っていない、とおっしゃっています。

教授は、以前よりいくつかの代替医療について関心を持ってこられたそうですが、自著『人は死なない』の中で、自ら体験した代替医療として「気功」について述べられています。

矢作教授のように近代西洋医学に慣れ親しんだ医師にとって、その体験はちょっと信じ難いものであったそうです。

●矢作教授の気功体験

『人は死なない』の中でも詳しく述べられていますが、ここで矢作教授の気功体験の概要について述べておきます。

日本を代表する気功家の中健次郎氏との縁がきっかけで、矢作教授は気功の本場である中国までその実情を視察に行ったことがあるそうです。

教授がその時会ったのは、中国でも五本指に入る気功師ですが、驚くことに教授の目の前で同行したパーキンソン病の患者さんを治してしまったそうです。

パーキンソン病というのは、脳の黒質という部分の神経細胞が減り、その細胞がつくり出す神経伝達物質（ドーパミン）が減ってしまうために起こる病気です。神経伝達物質は、運動神経の中枢を成しているため、脳が発する運動の指令が筋肉にスムーズに伝わらなくなり、滑らかな動作ができなくなってしまうわけです。そのため、患者の身体はカチカチに固まってしまっているように見えます。

さて、以下は矢作教授の述懐です。


その患者さんは、施術される前までまったく口をききませんでした。というより、きけないといった方が正しいかもしれません。そして、パーキンソン病独特の、小さな歩幅でヨチヨチ歩くことしかできず、横から奥さんが支えてあげることで、ようやく歩けるといった感じでした。

さて、その先生（気功師）は、横になった患者さんの足の裏に手を当てて動かすということを繰り返します。しばらくすると、患者さんは眠り始めてしまい、施術の後も一時間ほどぐっすり眠っていました。

そして目が覚めると、なんと普通に起き上がり、スムーズに歩き始めたのです。これには、一同びっくり仰天してしまいました。近代医学の常識では、まったく説明のできない出来事でした。

それまで、中先生から気功についてある程度の手ほどきは受けていたので、気功というものがいかに不思議であるかということについていくらかの知識がありはしましたが、こうして実際的な治療とその結果を目の当たりにすると、私には単なる驚きを通り越して衝撃的ともいえる現象でした。

おそらく、みなさんも「気功」という言葉自体は耳にされたことがあるかと思いますし、テレビなどで気功家が相手に手を触れず投げ飛ばすシーンを目にされた読者もいるのではないでしょうか。このように比較的身近なイメージがある気功ですが、近代医療のエキスパートである矢作教授をして驚嘆せしめるほどなのですから、改めてその不思議さを認識させられます。

ところで、気功の中心概念である「気」とは、いったいどういうものなのでしょうか。人間についていえば、吐いたり吸ったりする気、つまり「気息」ですね。さらに、大気や気流等、通常は不可視でありながら人間を含む自然界のすべての存在および現象の根本をなすものとされ、古代中国の陰陽五行思想や道教にその起源を持ちます。

いうまでもなく、気功は漢方、鍼灸とともに古代中国から続く伝統的な代替医療です。その原理は、簡単にいうと体内を巡る「気」と外部の「気」をコントロールすることによって、内臓機能を改善するというものです。

また、「気」は通常は不可視でありながら、物理的な力としても現れます。先に述べたように、武道に応用された「気」の力は、そのわかりやすい例だといえましょう。

ちなみに、現代の中国では一九九八年、国家の認定の下に「健身気功」として公布されています。

ともあれ、気功の力については、実際に誰でも目にすることができます。しかし、その原理については自然科学の文脈では皆目わからない。したがって、一般の科学ではほとんど研究の対象とは見做されていません。ましてや、気功治療とその成果については、少なくとも近代医学の世界においては、ないもののごとく位置付けられています。

ことほどさように、普通に目撃したり体験したりできる現象でさえ、現在の科学では解明できないことが事実としてあるのです。科学的論理に絶対的な信頼を置く現代においても、まだまだ人間のわからないことはあるものです。

ただ、気功の場合には何らかの物理的力が関わっていると推測され、いつになるかはわからないけれども、将来新しい自然科学の文脈の中で説明できる可能性は高いように思われます。

●業捨

さて、確かに気功とは不思議なものですが、同じく矢作教授の体験として次に紹介する業捨《ごうしゃ》にいたっては、自然科学の次元ではその手がかりさえつかめない実に神秘的な医療です。以下、少し長くなりますが教授の話を紹介します。

平成十八年、私は三人の友人と谷原弘倫先生を訪ね、そこで業捨を見学しました。この業捨という治療は、私にとって気功以上に理解を超えるものでした。

谷原先生の実家は広島県呉市、広という瀬戸内海に面した町、西の高野山と呼ばれる弘法寺がある野呂山の麓にあります。先生は、幼少時よりこの弘法寺の中で遊び育ちました。

谷原先生が自分に特殊な力があることに気付いたのは、三七歳の時だったそうです。

たまたま、行きつけの居酒屋で友人と酒を飲んでいた時、その友人が胃の不調を訴え、谷原先生が何気なく右手の指先を彼の胃のあたりに当て、ここが痛いのかと軽く擦ったところ、友人は飛び上がって痛がった。彼はその痛みは刃物で刺されたようだといい、シャツをめくってみると擦った指跡が真っ赤になっていた。

そして、それから二、三日すると、友人は胃の不調が治ってしまった。その友人によると、指先で擦られて激痛を覚えた直後からすぐに楽になり、真っ赤になった痛々しい皮膚は、触っても風呂に入っても何ともなかったそうです。

谷原先生は、どうして自分にこんなことができるのか、その時はまったく理解できなかったが、高校生の頃に痔を治してもらったお婆さんに「あなたは弘法大師のお使いじゃ。これから沢山の苦しんでいる人を助けてあげて下さい」と言われたことを思い出します。そして、自分の指先に空海の法力が宿り、それが患者の業《ごう》を体表に集め体外に捨てるのだと思い至り、この治療法を業捨と名付けました。また、業捨を施術される時に痛い思いをすることから、先生は患者のことを行者と呼んでいます。

谷原先生は、人が病になる理由には二つあると言っています。

一つは宿業であり、もう一つは現世の自業である。宿業は前世の業なので生まれつき身体の中に業の報いとして病を抱えている。一方、現世での業も積み重なると自業となり心身ともにその業を支えきれなくなって発病する。つまり、宿業による病は先天的なもので、現世の業（自業）による病、様々な成人病等は後天的なものと考えられるわけである。

谷原先生は、この業について以下のように述べています。

自分で犯した自業は自分で償わねばなりません。自得しなければならないのです。ただし、自業の因が直ちに果となって現れるのと、時間をかけて現れるのと、ついに現世では現れないものがあります。

たとえば、深酒して、そのために気分が悪くなり、吐いたり、頭が痛くなったり、翌日仕事をやすんだりするというのは、因が直ちに果となって返ってくる例です。ところが酒の強い人は、毎晩飲み続けても平気なようですが、一〇年後に胃潰瘍になったり、胃に穴があいたり、最悪の場合には胃癌になったりします。この場合は因が何年も重なって、しばらくして、果となって現れた例です。

ところが、酒は飲む、人は騙す、人を傷つける、盗みも働く、という悪人が世の中にはけっこういるものですが、その人たちは、全てが全て悲惨な結果に終わることはないようです。時には、そういう人でも、一生健康で、何ひとつ不自由なく天寿を全うする場合があるのです。さて、そうなると、その人の積んだ悪業はどうなるのでしょう。消えてしまうのでしょうか。いいえ、自業自得は不変の法則です。その人の悪業は、来世で償わねばならないのです。反対の場合も同じことがいえます。善業を積んだ人が、現世では何ら報われることもなく、早死にしてしまったとしても、その善業は必ず来世で報われることになるのです。これらの、悪業、善業が来世になって現れるのを「宿業」といっているのです。

人はこの世に生まれ落ちたときから、前世の宿業を背負っています。そして、前世の宿業が、善か悪か、そしてどのくらいの重さに積まれているかどうかで、その人の器量というのが決まってしまいます。（『業捨』弘倫社）

谷原先生の診療では、ベッドに仰向けになった患者に対して右手の人差指に親指を添え、肌着の上から指先で全身の皮膚を、体幹から上肢、下肢、そして頭へと軽くこすっていきます。もし悪い部分があると皮膚がミミズ腫れのようになり、みるみるうちに紫色になっていく。

私が友人三人とともに初めて先生のもとを訪ね、試しに業捨を受けた時は、痛みはなくむしろくすぐったく感じました。しかし、どこかに悪いところがある人では、フォークでこすられたような激しい痛みを感じるそうです（このすさまじい痛みは後述するように後日業捨を受けた私自身が体験することとなる）。その点は、足裏マッサージに似てなくもない。

私と同行した友人の一人は肝臓の不調を訴えていましたが、前胸部と背中をこすられている時、猛烈に痛そうでした。こすられた直後から前胸部と背中は、全体にエビ茶色になって無残な様子でしたが、不思議なことにその後すぐに爽快な気分になったといっていました。

ちなみに、元大学野球の選手だった別の友人は、アルコール性肝障害と病院で診断されていましたが、谷原先生の業捨を受けた時は部屋中に響く叫び声をあげるほど痛かったといいます。

彼はその後、食べ物の嗜好が劇的に変わり、それまで焼肉のような脂っこいものが大好きだったのが、まったく身体が受け付けなくなったそうです。そして谷原先生のところに何度か通ううち、半年ほどで肝障害が治りました。

業捨を受けると急性のもの、たとえばぎっくり腰（急性腰痛症）、むち打ち症（頸椎捻挫）や寝違え（睡眠時に起きる頚椎捻挫）等は、一度で治るようです。一方、慢性の疾患になると一度では無理で数回から数十回受ける必要があるそうです。先生は、三十年近い経験から体表に出る皮下出血の部位・形で悪いところがわかるそうで、悪いところを擦ると指が食いつき、悪くないところだと指がはじかれるといいます。

どうして疾患を持つ人に業捨を施すと皮下出血するのか、まったく理解不能です。横でみていると、皮膚の上を軽く指でこすっているだけで、ほとんど皮膚には力が加わっていない。

現象としては、中医学の竹筒温熱療法や擦り療法によるものと類似しています。中医学では、病気の原因は「気血」の流れの滞り、いわゆる「汚血状態」にあり、「汚血」を除去することによって病状を改善し自然の治癒力を高めていくことができる、と考えられています。

竹筒温熱療法では、温熱と自然の竹筒によって血流を改善させると同時に「汚血」を吸引により血流から取り除きますが、この「汚血」は皮膚表面に浮かび上がってきます。身体内部の「汚血」が多くなるにしたがって、治療部位の皮膚が濃くなり黒紫色になりますが、その色の濃さによって病気の軽重、転帰等も判断できるそうです。

擦り療法も基本的には同じで、皮膚を刺激することによって皮膚やその深層組織および経路の汚血を皮膚表面に浮かせて集約し、それを擦り取るという療法です。

ただ、竹筒温熱療法にしても擦り療法にしても、物理的な力がかかるという点で、ある程度イメージできますが（それでも現代医学の常識の枠外である）、業捨ではそうした力がまったくかかることなく、驚くほど強い反応が皮膚の上に現出する。また、谷原先生によれば何人施療してもまったく疲れるということがないといいます。まさしく、「別次元」の療法という他ありません。

その後、私は身をもって業捨の威力を体験することになりました。

平成二十二年八月一五日の昼間、自転車に乗っていた私は、転倒し右肩を骨折しました。保存的に治療し、二週間後からゆっくりとリハビリを開始して、三週間後には骨がずれないように注意しながら室内自転車の練習を始めました。そして四週間目からは肩を動かし上肢を天井に向って突き上げられるようになったので、ランニングをするようになりました（東大病院と東京タワーの間を往復）。

その結果、二ヵ月半後には自転車で静岡まで流せるようになり、順調に回復しているように思われました。

ところが三ヶ月目になって、既に骨が仮骨し始めているにも関らず、肩から上腕と前腕の外側、そして肩甲骨から背中の中心にかけて鈍痛が消えない。結局、リハビリのやり過ぎで（上肢の屈曲を毎日三千回）、ひどい肩関節周囲炎（いわゆる五十肩の症状）になっていました。

私は、この炎症がおさまるまで、痛みの生じない範囲でしか肩を動かさないようにしていましたが、三ヶ月経ってもよくならず（かつて左肩が五十肩になった時は治るまで二年かかった）、試しに腕を上げようとしたら肩が拘縮して上がらない。そこで、自力での回復をあきらめ、谷原先生を訪ねることにしました。

平成二十二年二月七日、谷原先生の診療所にうかがったところ、昨年の十一月に私の受傷を共通の知人から聞いて知っていた先生は、私がそろそろ来る頃だと思っていたといわれました。

前回施術を受けた時と同じようにベッドに仰向けになり、指先で右肩を擦られ始めると、驚くほどの痛さで我慢するのがやっとでした。前回、何ともなかったのが嘘のようでした。右肩から上腕、前腕、前胸部と指先は進むのですが、どこを擦られても痛い、とにかく猛烈に痛いのです。ところが、途中で先生に言われて腕を真横に上げてみると、それまで上がらなかったのが不思議なくらい痛みを感じず上げることができました。

続いて、ここが急所だといわれて腋を擦られると、またしても飛び上がるほど痛かった。この時、先生にいわれて脈拍数を測ってみたら、五四回／分で、安静時とまったく変わっていませんでした。

これだけ痛くて唸っているのに不思議ですが、先生はニコニコしながら「もし本当に交感神経緊張状態（脈拍数が増えたり血圧が上がったりする状態）になるんじゃったら、たくさん来られている高血圧症、心臓病や脳卒中の人に差し障りがあるもんのう。痛いのは錯覚です」と言いました。

その後、左肩も同様にされましたが、こちらは痛くありませんでした。しかし、続いて左下にした側胸部、そしてうつ伏せになって肩、背中、頚部の順に擦られた時は、やはりどこもかしこも痛かった。

こうして、四十分後に業捨は終了したが、左肩を除いて体の表も裏も全体がミミズ腫れとなりました。特にひどい背中の様子をみて、先生も「まるでペンキを流したようじゃの」と少し驚いていました。

施術が終わった後、痛みから解放されてみると、骨折以来半年間悩まされた鈍痛が嘘のように消えていました。肩は一週間くらいかけて自然に動くようになるとのことでしたが、谷原先生は「怪我はいかん。全身に影響を及ぼすけん。その跡は一生消えんもんのう」と言います。

ちなみに、ミミズ腫れは入浴時にしみるわけでもなく、体をタオルで擦っても痛くも何ともありませんでした。私は、実に半年ぶりに熟睡できたのでした。

なお、右肩関節の可動域（腕を動かせる角度）は、業捨の前後で著しく改善しました。

可動域は正常の場合、屈曲（腕を真直ぐ前に上げる）で一八〇度、外転（腕を横に上げる）で一八〇度、伸展（腕を真後ろに上げる）で五〇度ですが、施術前後でそれぞれ八〇度→一二〇度、四五度→一一〇度、三〇度→四五度、と劇的な改善でした。

業捨によって肩の炎症が治まったので、後はゆっくりリハビリしていくことにしたのですが、いま思い返しても実に不思議な体験でした。

さて、ここまで読まれて、理解不能だと思われる読者もいるかもしれません。ただ、以上述べられたことは、現役の医者である矢作教授が業捨という治療法についてその目で見たことであり、実際に自らの身体で体験されたことです。つまり、事実です。

●スピリチュアル・ヒーリング

谷原氏の業捨は、スピリチュアル・ヒーリングと呼ばれる療法に分類されるものです。スピリチュアル・ヒーリングとは、気は身体・精神・霊の間の不調和から生じるとし、その調和をとることにより病を癒すという療法で、業捨の他にも古来様々なものがありますが、いずれもその前提となるのは人間には身体（精神も含む）だけでなく霊魂が備わっていると考えることにあります。

先に紹介した気功は、あくまで地球という生態系に包含される人間の内なるエネルギーを利用しているため、その原理を解明することは将来できるかもしれません。

対して、業捨のようなスピリチュアル・ヒーリングは、宇宙（神＝摂理）からのエネルギーをそのまま媒介するとされています。したがって、気功とはまったく別の次元に属するものであり、時間や空間がいつ（どこ）から始まっていつ（どこで）終わるのかということが我々には解明できないのと同様、その原理は人智を超えたものということができるのかもしれません。

さて、スピリチュアル・ヒーリングといっても、死者を生き返らせたり寿命の尽きた身体を回復させたりすることはできません。少し考えてみるとわかることですが、摂理によって決定された寿命を、摂理を媒介とした治療で復するということには矛盾があり、そんなことなどできないのが道理というものです。

スピリチュアル・ヒーリングの効用としてよくあげられるのは、たとえば末期ガンで医療から見放された場合など、一つは死が怖くなくなること、もう一つは痛みの質が変わることです。

現在のところ日本では、スピリチュアル・ヒーリングに関して、公には治療に有効であるという証拠は得られていないとされています。確かに、自然科学の枠外にある現象を自然科学的合理性によって説明することは困難でしょう。

しかし、イギリスでは霊的治療は資格のある施術者の施術が英国厚生省（Department of Health）で認められています。一九九一年には、General Practitioner [GP]（家庭医とも呼ばれあらゆる疾患の初期診療を担当する）が自分の診療においてスピリチュアル・ヒーラーに働いてもらうことが英国厚生省に認められました（Department of Health. Press Release 1191/600 of 3.12.91. London: Department of Health 1991.）。

ともあれ、矢作教授によると、スピリチュアル・ヒーリングに関しては、自らの体験だけでなく、治らないとあきらめていた病気が完治するというようなケースも実際には数多く報告されているとのことです。

●病は気力で治せ

矢作教授は、かなり以前から、インタビューや講演など人前で話すような機会に「病気は気合で治してください」とよくいっているそうです。

以下、矢作教授の話です。

数年ほど前まで、私も一臨床医として救急外来の現場で働いていました。搬送されてくる患者の八割がたは内科関連ですが、疾患の幅は広く、症状も一刻一秒を争う深刻なものから、一見大変そうだけど多少は時間に余裕があるものまで様々です。

そうした中、「これはもうダメかな」と思った患者さんが助かるケースもあり、そうしたときの嬉しさは何ものにも替えがたいものがあります。

たとえば、長時間にわたって低酸素状態にありながら、一命を取り止めただけでなく、後遺症もまったくないという状態で帰ることのできた妊婦さんがいました。

彼女の場合、羊水塞栓といって、赤ちゃんを産む時に羊水が血液の中に流れ込み、それが肺の中に入って呼吸ができなくなるという状態になってしまいました。こうしたことが起こるとほぼ亡くなってしまうのですが、彼女は奇跡的に助かりました。

低酸素状態が数十分、心肺停止の状態も含めれば一時間近かったのではないでしょうか。これほどの時間そうした状態に置かれると、仮に生き長らえることができたとしても、ひどい後遺症が残るのですが、それも一切なし。治療に関わった人全員が驚いたくらいですから、いかにレアケースであったかということがわかります。

この例は、彼女が退院したあとも話題になり、「きっと赤ちゃんが助けてくれたんだね」

ということになりましたが、臨床の現場でもこうしたケースも起こり得るところに、人間の命の不思議さに思いを馳せざるを得ません。

誤解を恐れずあえていうなら、この先まだ生きなければならない人は、たとえ瀕死の重傷を負っていたとしても不思議に蘇生します。逆に、寿命が来ている人の場合、どんなに元気そうに見えても、結局は現世に別れを告げなければならないということのようです。ただ、こうした普遍的真理とは別に、彼女自身の生きようとする気力、「どうしても生きてこの子を産むんだ」という強い思念が奇跡を呼んだという側面もまた事実なのではないかと私は思うのです。

矢作教授の話に限らず、実際に臨床の現場では、同じようなレベルの重篤な病態である患者でも、生きようとする気力が強いほど生存率も高くなるということは広く知られています。身体内で何らかの内分泌があるのでしょうが、その機序は現在わかっていません。いずれにせよ、人間の気力、気の持ち様というものは、私たちが思う以上に病気に対して威力を発揮するものです。

俗に「病は気から」といいますが、薬学の世界にはプラセボ効果という言葉があります。

プラセボとは偽薬《ぎやく》という意味です。

たとえば、不眠症の患者に対して睡眠薬の投与が危険であると判断した場合、睡眠薬の代わりにビタミン剤を投与することがあります。この場合、不眠に対する本来の薬効のないビタミン剤がプラセボであり、それによって症状が改善すればプラセボ効果があったというわけです。このプラセボ効果については広く知られていて、特に痛みに対しては有効だといわれています。

アメリカのある実験では、ガン患者に対してプラセボを投与したところ、ガン細胞が劇的に減少したという報告もあります。

また、風邪薬の代わりに歯磨き粉を薬と偽って飲ませたところすぐに風邪が治った、といった類の話はみなさんも耳にされたことがあるのではないでしょうか。

なお、プラセボの処方については、一方でその実効性および倫理的観点から批判があることも事実です。ただ、ここで指摘したいのは現実の医療におけるプラセボの是非ではなく、病気は「気の持ち様」と関係がある、気の持ち様によって病態が改善することもあるということです。

余談ではありますが、ある本の話を紹介しましょう。

第二次大戦中、インドネシアの周辺で日本とイギリスとの間で海戦があり、そこでイギリスの船が撃沈され、四三〇人ほどの乗組員全員が海に投げ出されてしまいました。しかし、それから数日後、その駆逐艦が近くの海で、撃沈したイギリス船の乗組員が海上を漂っているのに出くわし、すぐに彼らを救助し始めました。

その時救助された一人である海軍少尉が、戦後数十年経ってからその駆逐艦の艦長を捜します。結局、艦長は亡くなっていたことがわかったのですが、彼は自分が体験した日本の武士道を称えようと本を執筆しました。

その中には、次のようなことが書かれていました。

長い時間海に漂っていたイギリス将兵が、日本の駆逐艦の乗組員から「これに捕まれ」と竹竿を出されたが、つい先ほどまで泳いでいたのに棒をつかんだ瞬間に力尽きて沈んでいってしまった者がかなりの数いた。「助かった！」と思った瞬間に、ホッと気が抜けてしまったのだろうが、本当に驚くほどあっさりと水の中に沈んでいった。

人間が生きていく上で、気力というのはやはり大切なものであることが、この話からもわかります。

その原因は未だ解明されてはいませんが、生きる気力、すなわち生き甲斐を持っている人は病気になりにくい、あるいは病気になっても治りやすい、ということは医師であれば誰でも昔から知っていることです。

逆に生き甲斐を失くした人、たとえば妻（夫）を亡くした夫（妻）は統計的に寿命が短いといわれています。特に、事故や犯罪といった異常な状況で亡くした場合には、間違いなくそうだといわれています。人間の精神とは、実に不思議なものですね。

以上、本章では「病」をテーマに様々な角度から述べてきました。

繰り返すようですが、私たちはみな何らかの縁でこの世界に生まれ、生かされているわけですから、できる限り自分の身体を大切にすべきなのです。

しかし、人は誰でも「病」を経て「死」を迎えるということも真理です。総理大臣であろうがホームレスであろうが、それはみな同じです。したがって、自分を労わりながらも病を必要以上に怖れることなく、あるがままに受け止め、それぞれの寿命を全うすればよいのです。

第四章　死

一九四八年、ハンガリーの心理学者マリア・ナギーは、三歳〜九歳の子どもを対象に、「死」の概念についての調査を行いました。そのレポートでは、子どもは五歳〜九歳になると、死とは何か、どうして人間は死ぬのか、人間は死んだ後どうなるのか、という三つの疑問を持って「死」に向き合うと報告されています。

ただし、この年代の子どもは、親兄弟など自分と親和性の高い周囲の人も必ず死ぬという事実だけは受け入れられず、一〇歳を過ぎてようやく、「死」の普遍性、絶対性を理解するのだそうです。ちなみに、五歳以下の子どもでは、死を取り返しのつかない状態として捉えることができないといいます。

いずれにせよ、人間は他の動物と異なり、自らの死を自覚し、一般にはそれを恐れています。「死」に対する不安とは、それを人間存在の運命として自覚することに由来するストレスと言えるかもしれません。

しかし奇妙なことに、「死」とは普遍的かつ絶対的な現実であるにもかかわらず、日常の中ではとても縁遠い概念でもあります。特に生産と消費に価値を置く現代の人びとは、あたかも永遠に生き続けることができるかのように、「死」については知らないふりをしながら日々を送っているようにも見えます。

人間の身体は、いつかはその活動を停止します。このことに異議をはさむ人は、おそらくいないでしょう。地位の高低、所有する資産の多寡、あるいは偉大な人物、卑小な人物を問わず、「死」は誰にでも平等に、かつ必ず訪れてきます。

言い換えるなら、誰でもいつかは必ず死ぬことができるということです。

逆説的な言い方ですが、「死」とは、私たち人間に与えられた最大の救いなのではないでしょうか。

一見、不条理に満ちているように見えるこの世ではありますが、「死」があるからこそ私たちは「生」を懸命に生きることができる、また生きるべきなのです。

私たちは、死への距離はそれぞれ異なっていても、いつかは死ぬということを心の根底で認識しながら人生を生きていますが、その人生の中で「死」を自覚することと、「死」を恐れることはまったく違います。人生の締めくくりである「死」に対し自覚的に臨むということは、よりよく生きることにつながるのです。

それでは、実際の「死」とはいったいどのようなものなのでしょうか。

一●生と死の間

「死」の原因、つまり死因には外傷、疾患、事故、自死、他殺など、様々ありますが、「死」ないしは「死ぬこと」という概念については、誰でも自明のこととしてわかっているつもりでいるはずです。

しかし、生きている人間にとって最も大きな関心事であるにもかかわらず、現実には病気と同じく、いやそれ以上に、「死」とは非常に曖昧な概念で、「生きていること」と「死んでいること」の境界は、わかっているように見えて、実際のところはよくわからないのです。

●死の定義

驚くべきことに、実は法律でも「死」の明確な定義はなされていないということを、みなさんはご存じでしょうか。

ひと口に「死」といっても、医学的死、生物学的死、社会的（法制度的）死といったように、死を判断する立場の個人あるいは組織の属する領域によって、その定義が異なります。また、それぞれの領域においても絶対的な死の定義というものはなく、あくまで現時点においての了解事項に過ぎないのが実情です。

ただ、医学的死と生物学的死は重なる部分が少なくありません。生物学的死を狭義に解釈すれば、細胞死は生きているうちからすでに起こっています。しかし、その一方で、例えば医学的な死の後も毛髪や爪は数日間伸び続けるなど、一部の細胞はしばらく生きているという現実もあります。

また、後述しますが、社会的（法制度的）死とは、臓器移植が行われるようになった近年に入って割り込んできた概念です。

ともあれ、ことほどさように「死」の定義づけは、一筋縄ではいかない面倒な側面を持っているのです。

昔の人々にとって死は死でしかなく、それで特段問題はありませんでした。対して、月にロケットを飛ばして人間が降り立ち、人間の細胞を再生させるほど科学技術が発展した現代に生きる私たちは、皮肉なことに様々な意味において死が見えにくくなっています。

とはいいながらも、現実社会においては、死の判定に関して社会的合意が得られる何らかのルールが必要になります。

現在、ほとんどの国、地域において、死亡宣言をする権限を持っているのは医師であり、臨終の宣告も医師の医療行為の一部とされています。

我が国においても、死亡宣言をするのは原則として医師および歯科医師と決められています。消防庁の救急業務規程でも、「明らかに死亡している場合」と「医師が死亡していると判断した場合」には患者を搬送しないと定められています。「明らかに死亡している場合」とは、断頭、体幹部離断、死後硬直、腐敗その他、生存状態でないことが明確にわかる場合のことです。

人々は古来、呼吸をしない、体が冷たくなった、といった身体現象を捉えて死と見なしていました。それで大方の了解を得られていたため、医学的に厳密な定義は必要とされていませんでした。しかし、近代になって医学が飛躍的に進歩すると、医学的判定基準が最も尊重されるようになります。

医学的な死の判定基準としては長い間、心肺停止が採用されてきました。しかし、その後、電気ショックや心臓マッサージによる蘇生や、人工心肺をはじめとする医療技術の進歩により、心肺停止状態でも回復の可能性が残るようになります。

心肺停止を死としていたひと昔前までは、死人が生き返ったという悪い冗談のような話もよく聞かれました。

現在では体の三徴候、すなわち呼吸の不可逆的停止、心臓の不可逆的停止、瞳孔散大

（対光反射の消失）という三つの徴候が、一般に臨床的死の判定基準とされ、「心臓死」と呼ばれています。なお、ここでいう「不可逆的」とは、元に戻らない、回復不能という意味です。さらに近年では、「脳死」という概念が死の判断基準として加えられるようになっています。

要約すると、心肺機能が保たれていても脳が機能していない状態を「脳死」、心・肺・脳すべてが機能停止した状態を「心臓死」と呼んでいます。

というわけで、現在の我が国における人間の死の臨床的定義は、一応のところ心臓死と脳死ということになっています。ここで「一応」としたのは、脳死に関してはいまだ、医学界のみならず社会的に様々な議論があるからです。

いずれにせよ、医師にとって、心臓死、脳死の別を問わず、高齢の重篤疾患患者をはじめ致死的な状態が慢性化している人に対して臨終を宣告するのは、非常に難しい判断です。まれにではありますが、死亡を宣告された後、一時的に患者が息を吹き返すことさえあります。

●脳死と臓器移植

我が国では現在、「脳死」について「脳幹を含む全脳の不可逆的機能停止状態」と定義されています。大半の国では脳死の判定基準として全脳死を採用していますが、イギリスでは脳幹の機能停止を脳死と判定しています。

ちなみに、いわゆる「植物状態」と脳死は異なります。脳死は全脳死ないしは脳幹の機能停止を指すのに対して、植物状態とは大脳皮質のみが機能を停止した状態のことを指しています。

日本では、脳死判定の経験がある二名以上の医師によって深昏睡、瞳孔散大、脳幹反射消失、脳波の平坦化、自発呼吸停止を確認、さらに六時間の経過を見て再確認、という手続きを経て脳死と判定されます。そして、こうした診察や検査結果から明らかに脳死であろうとされた状態を臨床的脳死と呼んでいます。

しかしながら、現在でも脳機能の全容は完全には解明されていません。したがって、脳機能が絶対的消失状態にあると証明することはいまのところできないのです。

一般には、心停止（心臓の不可逆的停止）から約四分で大脳皮質、約七分で脳幹の機能障害が生じます。心臓、肺、脳のうち、どれか一つが機能を停止すると、やがて他の臓器も機能が停止します。したがって、従来は前述した三徴候、すなわち心停止、呼吸停止、脳幹の機能停止がそろった時点をもって個体死としていました。

呼吸・循環など恒常性維持機能の中枢を担っている脳幹が機能を停止すると、呼吸は止まります。しかし、近年の医療技術の発達によって、人工呼吸器により脳幹が機能停止していても呼吸が可能になり、心臓は動き続けることができるようになりました。これを脳死状態と呼んでいます。実際、海外では脳死状態となった後一年以上も心停止に至らなかった事例も報告されています。

このように、死の概念として脳死が新たに加わったことにより、生と死の境界は以前にも増して揺らいでいるといえるでしょう。

●「機能死」と「器質死」

ところで、読者をさらに混乱させるようで申し訳ないのですが、脳死には「機能死」と「器質死」があります。機能死とは、脳が機能していることが外部から測定できなくなり機能していないと判断された状態。これに対し器質死とは、脳組織が崩壊し回復不能となった状態のことです。器質死と判定するには、機能死の判定に加え、脳血流の測定など、さらなる検査が必要となります。

当然のことながら、器質死の状態となれば機能も消失しているわけですから、より正確に判定しようとすれば器質死をもって脳死とすればよいということになります。しかし、現在の日本における脳死判定は、機能死を基準としています。

これは、器質死まで待っていると他の臓器が劣化し、新鮮さを失うからです。なぜ、他の臓器が新鮮でなければならないのか。それは、臓器を移植するのに不都合だからです。すなわち、「脳死」とは、「臓器移植」と切り離すことのできないものとして定義されているのです。

一九六七年一二月三日、南アフリカのケープタウンで世界初の人から人への臓器移植、心臓移植がクリスチャン・バーナード医師によって実施されました。

翌一九六八年、日本でも初の心臓移植が札幌医科大学で実施されたのですが、その手術をめぐっては大きな社会的論議が巻き起こりました。そのため、以後長い間にわたって、日本国内では臓器移植が行われませんでした。

しかし、バーナード医師の心臓移植以後、欧米の医学界および社会では臓器移植が徐々にその地歩を固めていき、現在では正当な医療行為としてのポジションを獲得するに至っています。

日本でもその後、一九九七年七月に「臓器の移植に関する法律」、いわゆる臓器移植法が成立（施行は同年一〇月）。それを受けて翌一九九八年には、大阪大学医学部のチームによって約三〇年ぶりに心臓移植手術が行われました。

臓器移植法では、その第6条において、死亡した者が臓器移植の意思を生前に書面で表示していて遺族が拒まない場合に限り、「脳死した者の身体」を「死体」とし、その臓器を摘出できると規定されています。ただ、運用に関する指針（ガイドライン）として、「臓器提供に係る意思表示の有効性について、年齢等により画一的に判断することは難しいと考えるが、民法上の遺言可能年齢等を参考として、法の運用に当たっては、一五歳以上の者の意思表示を有効なものとして取り扱うこと」と通知したことから、実質的には一五歳未満の臓器提供はできないとされていました。臓器移植の意思を書面で表示するためには、脳死という概念を理解し臓器提供の意思を明示する必要がある（＝意思能力が不可欠）という認識です。

しかし、二〇〇九年の法改正により二〇一〇年七月一七日からは、本人の臓器提供の意思が不明な場合でも家族の承諾があれば臓器提供が可能となりました。つまり、脳死と判定されれば、一五歳未満であっても臓器提供ができるようになったのです。

以上、簡単ですが臓器移植が社会的に容認されるまでの経緯を述べてきましたが、脳死という概念は、臓器移植があってこそ成り立つものであることがおわかりいただけると思います。

要するに、臓器移植を可能にするためには、死についての新たな定義を、無理やりにでもつくり出す必要があったわけです。

臓器移植法という名の通り、まず臓器移植という目的が先にあり、その目的を社会制度の中で定着させるためには法的な整備をしなければなりません。言い換えれば、死の確定（定義）が目的ではなく、臓器移植に必要な新鮮な臓器を確保するために制定された法律ということができます。

実際、臨床の現場では臓器移植を実施する場合以外、脳死判定は通常行われません。現在の日本において法的に脳死と認められているのは、臓器移植のためにその判定を行った場合のみに限られています。仮に臨床的に脳死状態と判断されても、それは法的な脳死とは見なされません。また、法律の条文にも、脳死を個体死とするということは成文化されていません。

視点を変えれば、臓器移植、特に生命維持に欠かせない主要な臓器の移植は、三徴候による心臓死という従来の医学的死の判定基準からすると、「心臓がまだ動いている＝まだ生きている」人間から臓器を摘出し最終的には死に至らしめるものである、と言うこともできます。

このように、医学的死と社会制度的死（法制度的死）は必ずしも一致せず、そこにはズレが生じています。そして、臓器移植はそのズレを見ないふりをすることによって成り立っているわけです。

ちなみに海外では、脳死判定後に患者が回復したという事例が、わずかながらではありますが報告されています。

一方、日本では脳死と判定された患者の回復例は一例も報告されていません。これは考えてみれば当たり前のことです。前述したように、日本における脳死判定は臓器移植を実施する場合に限られ、脳死判定後は心臓など主要な臓器が直ちに摘出されるため、蘇生などあり得ないからです。

●「脳死」の持つ逆説的な意味

さて、ここまで読み進められて、何ともいえない違和感を持たれる読者もいるのではないでしょうか。その違和感は、おそらく正しい反応でしょう。

他の医学分野と同様、バーナード医師の手術以降五〇年余りの間に臓器移植技術は飛躍的に向上しました。しかし、上述したような事由から、現在に至っても数多くの批判があることも事実です。

そもそも、脳死は「人の死」といえるのか。脳死とは臓器移植を目的として発明された死ではないか。そういった疑義が出てくるのは、ある意味当然のことかもしれません。

特に指摘されているのは、一度法制度の中に組み込まれると、「死」という私たち人間にとって繊細かつ重要な概念が、その時々の恣意的な解釈の問題になってしまうのではないか、また脳死状態にある患者の救命より移植技術の向上の方が優先されるのではないかという疑念です。

ちなみに、臓器移植法およびその改正に対し、日本弁護士連合会は一九九七年と二〇〇八年に会長声明として強い懸念を表明しています。

ところで、脳死状態となるケースの大部分は、交通事故などにより頭部を強打して発生するもので、死亡数の一％程度です。いささか不穏当な表現になりますが、脳死状態の死体は現在の医療システムにとって貴重な素材《パーツ》であり、恒常的に不足しているのが実情です。そのため、脳死状態の死体、というよりも新鮮な臓器を、今か今かと待っている医師と患者が長い列をつくっているというわけです。

こうした現状について、既にアメリカ社会で顕著になりつつあるような、人体の「商品化」につながるのではないかとの危惧も一方で指摘されています。現実に、違法な臓器売買ビジネスが一部で横行していることも広く知られているところです。

「もっと臓器を！」よく考えてみれば、一人の命を延命させるために他の人の命の一刻も早い消滅を切望する人がいるという状況は大いなる逆説という他なく、何かしら不自然さ、矛盾のようなものがつきまとっているのではないでしょうか。

●「延命」と「救命」

医療の現場でよく使われる「延命」という言葉がありますが、もうひとつ医学用語として「救命」という言葉があります。救命と延命。同じような意味ではないかと思われるかもしれませんが、この二つの言葉の意味には微妙な、いや本質的に大きな違いがあります。救命とは文字通り、いまそこにある命の危機を救うという意味です。これに対して延命とは、既に寿命が来ていて、本来は助からない命を人為的に引き延ばすといったニュアンスを含んでいます。

近代医学は、特に一九八〇年代以降、クローン技術、臓器移植といった例を挙げるまでもなく、目を見張るような進歩を遂げています。現在の医療技術は、ある一定の環境下にあれば延命を可能にする水準にあります。言葉を換えれば、人の死の瞬間を人為的にコントロールできるようになっているということです。

もとより、生命活動を停止した身体、死体は単なる物質でしかありません。唯物論を基盤とした現代の科学至上主義に立てば、意識や精神、人間性など、人間が人間であることを担保するのは脳機能だということになります。故に脳死状態となった身体から臓器を摘出して他の体の延命に利用することに何ら不都合はない。そうした論理に行き着くのは、当然のことかもしれません。

けれども、人の生と死はそれほど単純なものではありません。「死」とは、私たち人間にとって人生の一部であり、尊厳をもって捉えられるべきものです。また、いうまでもなく、人間は自然という大きな系の中で生かされている存在です。そうした認識に立てば、私たち人間は過度に医療技術に依存しているのではないか、医療技術の進歩それ自体を合目的化するあまり、人間の存在の本質が置き去りにされているのではないか、もっと自然なかたちの死があっていいのではないか、といった疑念が次々と湧いてきても不思議ではありません。

何をもって適切な医療というのか、誰にとって適切な医療なのか。確かに医療は進歩しました。しかし、進歩は幸せと同義ではありません。

最近は、本来の救命業務にとどまらず、延命が医師にとって至上命題となってきていま す。極端な表現をすると、「何が何でも生かし続けろ」ということです。そして、それ以外の判断は現在のところ許されていません。

ここまで、脳死および臓器移植について縷々述べてきました。このテーマについて長々と述べたのは、そこに人間の生と死の本質について再考するための契機がシンボリックなかたちで含まれていると同時に、ひとり医学界だけでなく社会全体で論議すべき課題でもあると考えたからです。

二●死ぬプロセス

さて、前節では人の「死」について、その定義、また医療と法制度、社会倫理といった観点からどのように位置付けられるか、また「脳死」の問題もからめながら現在の医療が抱える問題について述べてきました。しかし、結局のところ死の位置付けは、あくまである種便宜的な、社会システム上の要請から決定されているのが実情です。生と死の境界は依然として不明瞭であり、死はその本質を容易には見せてくれません。

とはいえ、死はやはり厳然として在ります。ここでは、実際に人はどのように自分の死を思い、それを受け入れていくのか、アメリカの精神科医エリザベス・キューブラー・ロスの『死ぬ瞬間』という本をひもときながら考えてみることにしましょう。

この本を取り上げたのは、私たちが「死」について考える際、この本と著者の生涯に多くの示唆が含まれていると考えたからです。

また、あわせて終末期医療の現在、および死の選択といったテーマについても簡単に触れてみたいと思います。

●精神科医エリザベス・キューブラー・ロスの生涯

一九六九年、アメリカの精神科医エリザベス・キューブラー・ロス（一九二六～二〇〇四。以下ロスと表記）が、『On Death and Dying』（邦題『死ぬ瞬間』鈴木晶訳・中公文庫）という本を上梓しました。

同書は、シカゴ大学ビリングス病院において一九六五年から始めたセミナーに関連して行われた二〇〇人以上の末期ガン患者へのインタビューをベースに、患者の意識の変遷プロセスと終末期医療（ターミナルケア）における精神面での介護（スピリチュアルケア）のあるべき姿について考察したものです。

この本は、もともと末期医療に携わる医療スタッフに向けて書かれたものであるにも関わらず一般にも広く読まれ、発刊するや否やノンフィクションとしては異例の売れ行きとなりました。その後、現在まで四〇年以上にわたって読み継がれるロングセラーとなり、特に末期医療に関わる人々の間では聖書《バイブル》ともいえる古典となっています。

さて、ロスの生涯はとても興味深いものでした。以下、駆け足で彼女のたどった道を追ってみましょう。

スイスのチューリヒに生まれたロスは、苦学の末チューリヒ大学医学部を三一歳で卒業します。余談ですが、チューリヒ大学には当時、著名な精神科医・心理学者のC・G・ユングが籍を置いていました。彼女自身その著書の中で、「私がいちばん影響を受けた精神科医はユングだった」と書いています。

一九五八年、学生時代に結婚した夫とともに渡米し病院に勤務しますが、そこでロスは病院スタッフの末期患者に対する扱いに大きな疑問を抱きました。

『死ぬ瞬間』の中でも、彼女は次のように問いかけています。

「医学はいまでもなお人道主義的で尊敬されるものだろうか。それとも、苦痛をやわらげるより延命に力を注ぐ、個人を無視した新しい科学になってしまったのだろうか」

ロスのこの問いかけは、現在医療に従事している人びとにとってもいまだ有効な問いかけとなっているのではないでしょうか。

ちなみに、彼女は勤務していたマンハッタン州立病院で精神病患者への体罰を廃止し、治癒不可能とされた分裂病患者の九五％を退院＝社会復帰させています（『死ぬ瞬間』訳者あとがき参照）。

一九六二年、彼女はコロラド大学病院の精神科に移って助手となり、自身の問題意識をもとに、「死」をテーマとした一連の講義を受け持つようになりました。その内容は、一九六五年にシカゴ大学ビリングス病院の精神科助教授として始めた「死とその過程」に関するセミナーにつながっていきます。そしてそれらの講義が、前述した『死ぬ瞬間』として結実することになったのです。

『死ぬ瞬間』は発売直後から話題となりましたが、同書と著者の名声を決定づけたのは、発刊とほぼ同時に有力な雑誌『ライフ』がロスの活動を特集記事として大きく取り上げた時からで、その号はたちまち売り切れとなったそうです。

『死ぬ瞬間』が大きな反響を呼んだことが契機となり、一九七四年にアメリカ初のホスピスが誕生し、一九七六年にはカルフォルニア州で延命治療を拒絶する権利を認めた自然死法が成立します。また、多くの医科大学・医学部で終末期医療の講座がつくられました。

しかし一方で、当然と言えば当然ではありますが、著書の中で取り上げられた病院の教授たちの反発は大きく、「我々は長い間かけて優れたガン治療の研究をしてきたのに、死を漁るハゲタカのようなこの女は死んでいく患者を使って我々を有名にした」とまで言われたようです。ずいぶんな言われようですが、世の中とは得てしてそういうものでしょう。

ともあれ、以後世界中から講演やセミナーの依頼を受けることになったロスは、さながら「死の伝道師」のごとくそれらの依頼を精力的にこなしていきます。

ロスはまた、こうした講演や研究にとどまらず自らの主張を実践するため、一九七七年、私財を投じて末期患者のための施設シャンティ・ニラヤ（平和の家）をカリフォルニア州に開きます。この実践は、その後のホスピス運動に大きな貢献をすることになりました。

さらに、一九八四年にヴァージニア州に広大な土地を取得してシャンティ・ニラヤを移転、エイズ患者を収容させる施設を新たに開く計画を立てますが、この構想は近隣住民の激しい反発を招きました。そして、一九九四年、原因不明の出火により施設は全焼してしまいます。この事件が契機となってシャンティ・ニラヤは閉鎖され、ロスはアリゾナ州に移住、公の活動から身を引くことになります。

翌一九九五年、ロスは脳梗塞に襲われ左半身麻痺となり、以後闘病生活を余儀なくされます。そして二〇〇四年、アリゾナ州スコッツデールの自宅でその波乱に満ちた人生の幕を閉じました。

ところで、ロスの生涯の中で特筆すべきは、患者の臨死体験に関する数多くの報告や自身の幽体離脱体験を契機に、生の連続性（死後の生）を確信するようになったことです。

ロスは死後の生についても、それまでに彼女が獲得した地位を顧みることなく、自ら信じるところを講演や著書で積極的に発言し続けました。

そのため夫とは離婚し、それまで彼女を支持していた人々の間にも、距離を置くようになる人が少なからず出てきたようです。

そのあたりについては、ロスの講演をまとめた『「死ぬ瞬間」と死後の生』（鈴木晶訳・中公文庫）、自伝『人生は廻る輪のように』（上野圭一訳・角川書店）に詳しいので、関心のある方はお読みください。

確かに、実証できない事柄は真理としないという立場に立つプラグマティズム（実用主義）からすれば、ロスはとんでもない人物ということになるでしょう。しかし、臨死体験ないしは幽体離脱体験に関しては、かなり以前から洋の東西を問わず膨大な報告があがっています。それらの内容は、強い光の目撃、浮遊して上部から自分の体を眺めるなど、ほとんど共通しています。また、これらの現象については、最近刊行された六〇〇名あまりの臨死体験者の報告を解析したJefrrey Long著『Evidence of the Afterlife』（HarperOne）でさらに詳しく述べられています。実際、臨床の現場では臨死体験の報告はそれほど珍しくはありません。ただ、そうした報告については、主に脳科学者から根強い反論がなされています。曰く脳の一部に電気的刺激を与えると浮遊感覚を覚えることがある、曰く光を感知することがある、といった具合です。

しかし、臨死体験に関するすべての事例がそれで説明できるとはとても考えられないのも事実です。

いずれにせよ、私たち人間の知識には限りがあり、生命の実相はプラグマティズムで割り切れるほど単純なものではないということを、ここでは指摘しておきたいと思います。

●人が死を受け入れるまでの過程

『死の瞬間』は、一二のセクションから構成されていますが、ロスとその著書『死の瞬間』の名を高めたのは、何といってもセクション3～セクション7において展開されている、いわゆる「死の五段階説」でしょう。

ロスは、死を前にした末期患者の心が変化していく過程を、五段階に分類して考察を試み、それぞれの段階に応じて適切なケアをするべきだと主張しています。

なお、各セクションのタイトルには、インドの大詩人タゴールの作品から引用された詩の一節が冠せられています。深く真理を衝いたタゴールの詩は、各セクションの内容の的確な暗喩ともなっていて、もしかするとロスは、タゴールの詩に啓発されて本書をまとめたのではないかと思われるほどです。

以下、セクション3～7で述べられている各段階について、タゴールの引用詩とともに要約して紹介しておきます。

第一段階●否認と孤立

人間は自分自身に対して防柵をきずく。『迷える小鳥』七九節

第一段階の「否認」とは、初期の段階において自分の病気が不治のものであることを医師から明確に告知された時、その事実を認めようとしない心的状態のことです。まさか自分に限ってそんなことがあるはずがない、誤診ではないか、他人のレントゲン写真と間違えているのではないか。

ロスによると、最初に死病であることを告知された患者のほとんどがこうした反応を示し、もっとましな説明を得るために他の病院で検査を繰り返したりするといいます。

また、ロスはこの否認が、ダイレクトに死を想起させる不快で苦痛に満ちた状況に対して、患者が生きていくための健康的な対処法であることを強調してもいます。

第二段階●怒り

私たちは世界を読み間違え、世界が私たちを騙しているのだと言う。『迷える小鳥』七五節

第二段階の「怒り」とは、絶望的な知らせを聞かされた時の最初の反応である否認を維持できなくなり、事実を受け入れざるを得なくなって起こる感情をいいます。自分の周囲の彼や彼女ではなく、なぜ自分なのか――。理不尽にも「死」が、よりにもよって自分を訪れたことに対する怒りです。

ロスは、例としてある患者へのインタビューを紹介しています。

「あるとき、子どものころから知っている老人が道を歩いているのが見えました。八十二歳です。どう考えても世の中の役に立っている人間とは思えません。リューマチを患って脚が悪く、汚らしくて、絶対にああはなりたくないと思うような人間です。そのとき、頭をがつんと殴られたように、その考えが浮かびました――どうして私ではなく、あのジョーンズじいさんではいけないのか……」

この「怒り」は、医師や看護師、見舞いに来た家族や友人、あるいは神など、相手かまわず、あるいは見当違いの方向にまで投射されるが、患者はそれによって安らぎを感じ、最期の時をよりうまく受け入れられるようになろうとしている、とロスは述べています。後述しますが、ロス自身もこの段階を経験します。

第三段階●取り引き

木こりの斧はその柄を木に求めた。木はそれを与えた。『迷える小鳥』七一節

第三段階の「取り引き」とは、要するに「神」との取り引きのことです。第一段階で身に降りかかった災厄を直視することができず、第二段階では決定的となった事実の理不尽さに怒りを爆発させるが、いよいよ死が避けられないことを自覚する第三段階では、最期の時をもっと先に延ばすよう神との交渉に入る。その取引条件は、多くの場合「人生を神に捧げる」とか「教会に奉仕する」といった約束であるとロスは書いています。

取り引き、交渉といった表現や、神、教会など、いかにも欧米らしい感性ではあります。これが日本人であれば、取り引きというより「神仏にすがる」、もし生かしてくれたらもっと真面目に生きる、周りにもっと優しくする、といった具合になるのかもしれません。

ここでロスが例として挙げた女性患者は、結婚を控えた長男の結婚式に参列することができたら他には何も望まないと約束しますが、幸いなことにそれが実現し病院に帰ってきたところ、開口一番「私にはもう一人息子がいるのを忘れないでね！」と言ったそうです。

ロスは書いています。「取り引き」においては、自分で設定した命の期限《デッドライン》と「それが叶ったら他には何も望まない」という約束が存在するのだが、彼女の患者でそうした約束を守った者は一人もいなかった、と。

第四段階●抑鬱

世界は、ためらう心の琴線の上を、悲哀の音楽を奏でながら、疾走していく。『迷える小鳥』四四節

第四段階の「抑鬱」というのは、症状が進み再入院して手術を受けなければならなかったり、体力が落ち体も痩せてきて死を間近に感じる段階で、大きな喪失感や深い悲しみを抱く状態のことです。

ロスによれば、この段階は目前に迫ってきた「死」を自覚し、死ぬための準備をする段階であり、そのためには「抑鬱」がどうしても必要なのだと周囲は受け止めなければならない、ということになります。したがって、この時期に至っては励ましなど無意味であり、元気づけたりすると患者はかえって混乱する。死ぬための心の準備をしているのに、もっと頑張って生きろと言われても悲しみが深くなるだけだ。言葉はほとんど必要なく、ただ黙って傍らにいてやるだけでいいのではないか、とロスは述べています。

第五段階●受容

別れのときがきた。さようなら、兄弟たちよ。私は君たちみんなにお辞儀をして、出ていく。さあ、私の扉の鍵をお返しする。私は自分の家の権利をいっさい放棄する。君たちから最後の優しい言葉だけが聞きたい。

私たちは長いこと隣人どうしだったが、私は与えるよりももらうほうが多かった。いま夜が明け、部屋の暗い隅を照らしていた灯火は消えた。お召しがきたのだ。私は旅支度ができている。『ギーターンジャリ』九三節

第五段階の「受容」とは、自分の体が終焉を迎えようとしていること、つまり「死」を受け入れるということです。

この段階では、自分の死を告知される、あるいは自ら認識してから生起した様々な感情や葛藤がほとんど薄れ、最期の時を静観しながら迎えるような心理状態となる。患者は疲れ切って衰弱がひどくなり、俗事が煩わしく面会者が訪れることを望まない、あるいは面会時間の短縮を望むようになる。

ロスは、ある患者の言葉として、「長い旅路の前の最後の休息」のときが訪れたかのように感じられる、と書いています。そして、この時期に至っては、患者自身よりむしろそ

の家族のケアが必要だとも。

以上、ロスの『死ぬ瞬間』に書かれている「死の五段階説」を要約して述べましたが、どの段階の反応も、精神医学でいうところの防衛メカニズム、極度に困難な状況に対処するために備わっているメカニズム、すなわち自分の死を自覚してから死に至るまでの時間を生きるために必要な精神のメカニズムであるとロスは主張しています。

ただし、すべての末期患者がこうしたプロセスを忠実にたどるわけではなく、各段階は順序を変えて現れることもあり、同時に現れることもある、とロス自身述べています。

おおむね首肯できる内容ではないかと思われますが、あえて付け加えるとするなら、死生観によっては、人生の最末期においてこうした手続き、段階を踏まず、いきなり「死」を受容できる人間もいるということです。

では、ロス自身の末期はどのようなものであったのでしょうか。

二〇〇四年、非常に興味深いドキュメンタリー番組がNHKで放映されました。タイトルは『最後のレッスン～キューブラー・ロス　死のまぎわの真実』というもので、ロスの晩年に行われた病床でのインタビューによって構成されています。

番組の冒頭、ロスは怒りを爆発させています。

私は神に「あなたはヒトラーだ」と呼びかけた
まるでヒトラーだ、と言ったのに
神はただ笑っていた

四〇年間神に仕えてきて
引退したら脳卒中の発作が起きた
何もできなくなり
歩くことさえできなくなった

だから私は烈火のごとく怒って
神をヒトラーと呼んだ

番組で発せられたロスの言葉です。彼女を崇め、彼女の著作から理知的、冷静、優しさ、といったイメージを抱いていた人々にとっては、多少なりとも衝撃的な画面であったかもしれません。

彼女は、最後の著作となった『ライフ・レッスン』（デーヴィッド・ケスラーとの共著・上野圭一訳。角川文庫）の中で、その頃のことを次のように述べています。

わたしは怒った。なにをみても、だれに会っても、無性に腹が立った。神にさえ怒りをぶつけた。ありとあらゆる名前で神をよばわり、悪口雑言を吐いたが、頭上に雷は落ちなかった。怒りの段階をふくむ「死とその過程の五段階」にかんするわたしの理論は、長いあいだ数多くの人から称賛されてきた。しかし、わたし自身がその怒りの段階に入ったとき、知人の多くが目のまえから姿を消した。友人の、少なくとも七五パーセントは去ってしまった。マスコミ関係者でさえ、怒りのせいで「いい」死の準備をしていないといって、わたしを非難した。わたしの理論は評価するが、わたし自身が五段階のうちのひとつにいることが気に入らないらしかった。

～中略～

わたしは、患者に怒りを表出させるべきであること、患者自身も怒りの表出にためらってはならないことを教えてきた。脳卒中の最初の発作で入院していたとき、看護師がうっかり、両腕をのばしてベッドに寝ているわたしの肘《ひじ》のうえにすわったことがあった。わたしは痛みで悲鳴をあげ、生まれてはじめての「空手チョップ」をくらわせた。じっさいにその看護師をたたいたわけではなく、使えるほうの手でそのまねをしただけだった。ところが、わたしのカルテには「闘争的」という注意書きがしるされた。

テレビでの発言、自著の中での記述は、激しさの中にも何やらユーモアの漂う怒りが表出しており、ロスの面目躍如といったところです。確かに、死生学のカリスマと称された彼女の崇拝者の中には失望した人もいるかもしれません。しかし、冷静に考えると、彼女は非常に正直（ひょっとすると意図的）に自分の感情を吐露しているに過ぎず、何より身を以て自分の理論を実践しているところは好感できるのではないでしょうか。

さて、『死ぬ瞬間』は次のような美しい文章で結ばれています。

「言葉をこえる沈黙」の中で臨死患者を看取るだけの強さと愛情をもった人は、死の瞬間とは恐ろしいものでも苦痛に満ちたものでもなく、身体機能の穏やかな停止であることがわかるだろう。人間の穏やかな死は、流れ星を思わせる。広大な空に瞬く百万もの光の中のひとつが、一瞬明るく輝いたかと思うと無限の夜空に消えていく。臨死患者のセラピストになることを経験すると、人類という大きな海の中でも一人ひとりが唯一無二の存在であることがわかる。そしてその存在は有限であること、つまり寿命には限りがあることを改めて認識させられるのだ。七十を過ぎるまで生きられる人は多くないが、ほとんどの人はその短い時間の中でかけがえのない人生を送り、人類の歴史という織物に自分の人生を織り込んでいくのである。

三●終末期医療の現在

敗戦直後から一九五〇年代半ば頃まで、日本はまだ社会が混乱していて貧しかったため、病院や医師の絶対数が不足し、約八割の末期患者が病院ではなく自宅で息を引き取っていました。

しかし、その後日本経済が高度成長を遂げるに伴って病院も医師も増え、また核家族化が進んだこともあって、一九七〇年代を境に、死を迎える場として自宅と病院の割合が逆転します。現在は一九五〇年代とは逆に、約八割の人が病院で亡くなっています。

一方、周知のように高齢化が驚異的に進行した現在、病院においては死を前にした患者を対象とする、いわゆる終末期医療（ターミナルケア）が非常に大きなポジションを占めるようになりました。

現在のところ、我が国の終末期医療に求められるミッションは、可能な限りの「延命」にあります。

しかし、当然といえば当然ですが、末期の状態にあるにもかかわらず、苦痛の中で無理やり生かされるのは耐えられない、という患者やその家族も決して少なくありません。そうした人たちの要望を受け、穏やかな環境の中で心身ともに安らかな死を迎えることを支援するのが近年注目されている緩和医療（パリアティブケア）であり、その拠点となる医療施設がホスピスです。

●緩和ケア

緩和医療については二〇〇二年、世界保健機構（WHO）によって次のように定義されています。

緩和ケアとは、生命を脅かす疾患による問題に直面している患者とその家族に対して、痛みやその他の身体的問題、心理社会的問題、スピリチュアルな問題を早期に発見し、的確なアセスメントと対処（治療・処置）を行うことによって、苦しみを予防し、和らげることで、クオリティ・オブ・ライフ（ＱＯＬ＝人生や生活の質）を改善するアプローチである。

①痛みやその他の苦痛となる症状から解放する
②生命を尊重し、死を自然の過程と認める
③死を早めたり、引き延ばしたりしない
④患者のために、心理的、霊的側面をも考慮した統合的ケアを行う
⑤死を迎えるまで患者が人生を積極的に生きられるように支える
⑥家族が患者の病気や死別後の生活に適応できるように支える
⑦患者と家族のニーズを満たすためにチームアプローチを行う（死別後の家族に対するカウンセリングも含む）
⑧ＱＯＬを高めて病気の過程に良い影響を与える
⑨病気の初期段階にも適用する
⑩化学療法、放射線療法など、延命を目的としたその他の治療に併せて行うこともできるが、延命治療による患者の苦痛をよく理解し、管理する必要がある

緩和医療がおおよそどういったものか、これでおわかりいただけることでしょう。要約すると、死を目前にしている患者とその家族を対象とした、身体的、精神的、社会的な苦痛を緩和するための医療・介護ということになります。

身体的苦痛の緩和はモルヒネなど薬剤の投与が中心で、精神的苦痛に関しては精神科医によるカウンセリング、残された家族の今後や経済的な問題など社会的苦痛に対しては、ソーシャルワーカーによるアドバイスが行われます。

●スピリチュアルケア

ところで、いうまでもなくWHOは国連の一機関ですが、興味深いのはこうした公的機関が前記した三つの苦痛のケアに加えて、四つ目の苦痛＝スピリチュアルペインに対するケアとしてスピリチュアルケアに触れていることです。

スピリチュアルケアを日本語に訳すのはなかなか難しいのですが、あえて訳せば「霊的介護」あるいは「魂の救済」ということになるでしょうか。

人間は人生における大きな危機、たとえば「死」に直面した時など、スピリチュアルペイン（スピリチュアルな痛み）を持ちます。

スピリチュアルな痛みとは、「人間はなぜ生まれるのか」「人間はなぜ死ぬのか」「生きるということにはどういう意味があるのか」「なぜ自分にこのような事態が起きたのか」「人間は死後どこへ行くのか」といった、人間の存在そのものに関わる問いかけ、抽象的かつ根源的苦痛を指しています。そして、それを緩和するのがスピリチュアルケアです。

これとよく混同されるのが精神的ケアです。実際、両者には重なる部分も多いのですが、身体の一部である脳機能に属する精神と、身体とはまったく異なる領域の存在である魂(霊性)は、やはり分けて考えるべきでしょう。

欧米諸国ではこのスピリチュアルケアが、緩和医療のみならず終末期医療における当然の機能として位置づけられています。アメリカにいたっては、スピリチュアルケアを提供できることが病院として認可を受ける必要条件となっています。近代科学主義、プラグマティズム発祥の地である欧米で「魂＝霊性」の存在が公に認められているのは興味深いことですが、その背景にあるのはキリスト教という強固な宗教的基盤です。

なお、欧米ではスピリチュアルケアを担当するのは、主として教会の司祭や牧師、および病院所属の専門的訓練を受けたスタッフ(チャプレン)です。先に紹介したロスも、牧師やチャプレンではありませんが、やはりスピリチュアルケアのプロフェッショナルということができるでしょう。

●日本のスピリチュアルケア

ひるがえって、日本の場合はどうでしょうか。近年になって緩和医療の重要性についてては広く認識されるようになりましたが、社会全体の宗教的基盤が脆弱な現在の日本では、ある意味で最も重要なケアであるスピリチュアルケアは欧米と比較すると残念ながら大きく立ち遅れています。実際、スピリチュアルケアの機能を有する医療施設はごくわずかしかありません。

日本人も、かつては高い宗教的感性を持っていました。自分たちが生かされている世界のそこかしこに「神」や「仏」の存在を感じ取り、畏敬し、感謝の念を持ちながら生きていました。しかし、明治以降、欧米の科学技術を取り入れながら近代国家として成長するにつれ、「神」や「仏」は忘れられがちになります。

そして敗戦後、事実上アメリカの属国となってからは、その傾向は顕著になります。科学技術や経済システム、政治制度といった欧米社会の表層だけをなぞりながら、日本は戦後、世界最先端と言ってもいい消費社会を実現させます。と同時に「神」も「仏」も忘れ去られたようです。

話が少しそれてしまいました。スピリチュアルケアの話に戻しましょう。

前述したように、大部分の日本人は現在、特定の宗教と深い繋がりを持ってはいません。そのことの良し悪しはさておき、それが現実であるということをまずは認識しなければなりません。

しかし、信仰を持たなくても、人間が人間である以上、死を前にした時「スピリチュアルな痛み」を避けることはできないはずです。だとすれば、スピリチュアルケアの重要性は変わらない、むしろ、宗教的基盤を持つ人々以上に重要なのかもしれません。

それでは、欧米のような、「神」への信仰心を背景とした宗教的スピリチュアルケアが成立しにくい日本社会で、どのようなスピリチュアルケアが可能なのか。

ひとつ考えられるのは、近代スピリチュアリズムをベースとしたケアです。

スピリチュアリズムについては、矢作直樹教授の『人は死なない』の中で詳しく述べられていますが、ここでもその要点を簡単に述べておきます。

スピリチュアリズムとは、一八世紀の欧米に端を発し、スウェーデンボルグをはじめノーベル賞受賞者を含む当代第一級の科学者たちが主導した、霊魂、霊的現象、霊に関する理念等の研究を総称したもので、慣習的に「霊性主義」と訳されています。

このスピリチュアリズムは、特定の宗教の教義に縛られることなく、内的確信によって感受する超越的な力（摂理）の存在とそれに導かれる魂の永遠性を中心概念とし、高い理想を掲げて人間の「魂の救済」を理念とするものです。既存の宗教と比較すると、より論理的であり、特定の地域文化や歴史を超えた普遍性を志向する点にその特徴があります。

ある特定の宗教を信仰せずとも、スピリチュアリティ（霊性）は人間に本来内在し、尊厳を付与している重要な要素のように思われます。スピリチュアリティとは、絶対的意思（摂理）との関係の中に、人間の有限性（身体的死）と無限性（魂魄の永続性）を位置付ける概念なのです。

宗教的感性の希薄な現代の日本人にとっては、こうした論理的スピリチュアルケアが案外有効なのかもしれません。ただ、スピリチュアリズムを正しく理解し、かつそれを終末期患者のケアに応用できる人材となると、現状では極めて少ないと言わざるを得ません。また、スピリチュアリズムに対する一定の社会的認知の促進といった点も今後の課題となります。

現在、我が国では緩和医療における精神的ケアおよびスピリチュアルケアについて課題を残してはいますが、その拠点となるホスピスはここ一〇年あまりで急激に数が増え、一九九〇年に施設数五、病床一一七であったのが、二〇一二年には施設数二二七、病床五一〇一となっています。高齢者の数が飛躍的に増えることが予想される今後の日本社会では、緩和医療がますますその重要性を増すことは間違いありません。

●死に方を選ぶことはできるのか

自分に死が迫っていることを具体的に自覚した時、拷問を受けるような耐え難い痛みを受け続ける、あるいは人間としての尊厳を著しく損なわれるような状況の中でなお、一日でも二日でも長く生きていたいと思う人はあまりいないはずです。

何カ月も入院し続け心臓はかろうじて動いているもののただ呼吸して（させられて）いるだけ。意識はなく言葉も交わせない植物人間同様の状態となり、正視できないような姿でベッドに横たわって死を待つだけ。

一時期「スパゲッティ症候群」などという言葉が聞かれましたが、口と鼻には人工呼吸用の管や何本ものチューブが付けられ顔すらはっきり見えない、手からは点滴が、胸や足にも様々なデータを計測するためのセンサーが貼られ、コードで医療機器に繋がれているといった状態にある患者を前に、家族の立場からすれば誰しも「もうこれ以上苦しませたくない、もっと楽に死なせてあげたい」という気持ちになるはずです。

そこで、患者の家族から「もうけっこうです。死なせてやってください」という要望が告げられた場合、担当医が「わかりました」といってチューブをさっさと外すことができるかというと、そういうわけにはいきません。

医師には、感情や理念だけで動くことができないという現実があるからです。

ただ、自分の死の迎え方は自分で決めたい、また、患者の家族にしてみれば最期くらい人間らしく死なせてやりたいと思うのは当然のことで、そこから「尊厳死」という考え方が生まれました。「尊厳死」について、日本尊厳死協会では「自分の病気が今の医学では治る見込みがなく、死が迫ってきたとき（不治かつ末期）には、自ら『死のあり方を選ぶ権利を持とう』、そしてその権利を社会に認めてもらおう」（日本尊厳死協会ホームページより）と。その設立趣旨を述べています。

一般に尊厳死を実現するには、患者が心身とも健全な状態でいる時に、終末期の医療に関わる自分の希望（リヴィング・ウィル：Living Will＝生前の意思）をあらかじめ文書で示しておくことが必要です。具体的には、「いたずらに死期を引き延ばす延命治療は一切ことわり、苦痛を和らげるだけの治療を希望し、また、植物状態になったときは、生命維持装置をはずして欲しい」（同協会ホームページより）という内容です。

しかし、現在の日本の医療環境において、医師が尊厳死を実行するのは非常に困難であると言わざるを得ません。

尊厳死を実行するための具体的な医療手段については、もう回復の見込みのない終末期と認められれば本人や家族の希望が一致したときに、治療の差し控えや中止がなされ得るようになりました。また、苦痛を和らげる部分は緩和医療で対処することになります。ただ現行法では、植物状態になったときに生命維持装置を外すことは認められていません。

死期が迫っているにも関わらず、耐え難い痛みを強いられる患者や回復の見込みのない植物状態の患者にとって、本人ないしは家族の要望があっても安楽死が認められないのはなぜでしょうか。

●「安楽死」は医師にとっても深刻な課題

安楽死の是非は、古くて新しい問題です。一九九一年に起こった東海大学安楽死事件で横浜地方裁判所の出した判決（一九九五年）では、患者を安楽死に至らしめる方法として、以下に挙げる三つの方法を提示しています。

① 消極的安楽死（薬物投与や人工呼吸器の停止）
② 間接的安楽死（苦痛の緩和を目的とした治療により死期を早める）
③ 積極的安楽死（致死薬を投与して積極的に患者を死亡させる）

このうち、②の間接的安楽死は、たとえば末期ガン患者に対して手術や抗ガン剤の投与を止め、モルヒネや鎮静剤の投与のみに切り替えるといった方法であり、前項で述べた緩和医療として事実上許されています。法律の適用の現状という面からみると、①は灰色、②は白、③は黒と表現できそうです。

なお、積極的安楽死に関しては、同じ横浜地方裁判所で以下のように定義されています。

①患者に耐えがたい激しい肉体的苦痛に苦しんでいること
②患者は死が避けられず、その死期が迫っていること
③患者の肉体的苦痛を除去・緩和するために方法を尽くしほかに代替手段がないこと
④生命の短縮を承諾する患者の明示の意思表示があること

ただ、これはあくまで通常の殺人ではない「積極的安楽死」に当てはまるかどうかの定義であり、法的、倫理的に許されているわけではありません。

いずれにせよ、医師の側からすると、安楽死に関しては、自殺幇助罪、嘱託殺人罪、殺人罪といった法的リスクが常につきまとうため、たとえ患者や家族からの要望があっても軽々に実行するわけにはいかないのが現状です。

また、本人の要望がある場合はともかく、患者の意思が明示されていないにもかかわらず、家族や医師の判断で安易に延命措置を止めることには倫理的な問題が含まれ、慎重に

ならざるを得ません。なぜなら、自分の意思を表出できない認知症患者や精神障害者に対してまで、周囲が「安楽死させるべきだ」といった恣意的な判断を下しかねない危険性を孕んでいるからです。「死に方を選ぶ権利」はあるかもしれませんが、「死ななければならない義務」はないのです。

なお、海外に目を向けると、アメリカでは一九七六年、カルフォルニア州において患者の意思によって生命維持装置を外すことが認められてから以降、いくつかの州で安楽死が認められるようになりました。また、最近ではオランダとベルギーで安楽死が合法化されています。このように、近年では世界的に安楽死を認める方向にあるようです。

ところで、尊厳死、ないしは安楽死の対極にあるのが延命治療です。延命治療につきまとう矛盾については脳死と臓器移植にからめて既述しましたが、人工呼吸器や人工心肺装置などの生命維持装置によって患者を生かし続けるという方法の他に、最近問題視されつつあるのが胃瘻《いろう》です。

胃瘻とは、胃に穴を開けて管を差し込み流動食を流し込む処置のことをいいます。また、似たような処置として、鼻からチューブを胃まで入れて流動食を流し込む「経鼻胃管」という方法もあり、この二つは「経管栄養」と呼ばれています。

胃瘻は本来、人工呼吸が長く続くなどして胃の中に管を入れなければ患者が栄養分を取り込めないといった場合に、緊急避難的に施すごく短期間の処置でした。ところが現在の日本では、それが患者の延命のためにも使われるようになり、様々な問題を惹き起こしているのです。

一時的な処置として実施するのならいいのですが、予定していた期間を過ぎてからも延々と続ける。そうした処置が行われているのは、先進国の中では日本くらいしかありません。

緩和医療が注目されてきたとはいえ、日本では依然として延命治療が主流となっています。そして、それは尊厳死や安楽死をめぐる制度的リスクと表裏一体を成す問題といえるでしょう。

●孤独死について

一九八〇年代から話題となり始めた孤独死ですが、法的な定義は特にありません。ただ、共通認識としては、独居の高齢者が他者に看取られないまま死亡すること、特に重篤な病に罹っても助けを呼べずに死亡することなどが挙げられます。

それでも、深澤七郎の『楢山節考』で描かれた、子どもがまだ元気な老母を背負い人里離れた山の奥深くまで「棄て」に行くなどという、江戸時代に実際見られたできごとよりはましかもしれません。口減らしのためとはいっても、年老いてなお元気に生きている人の命をあえて奪うための行為なのですから、先述した安楽死とも性格を異にする、なんとも残酷な風習があったものです。

それはともかく、こうした孤独死自体は昔から珍しくありませんでした。ただ、近年それが問題視されているのは孤独死が飛躍的に増加しているからです。その背景に、戦後の核家族化と平均寿命の伸びにあることは疑いようがありません。そして、超高齢社会となった日本では、高齢者の劇的増加により病床の数が決定的に不足する事態が目前に迫っています。

確かに、ひとり住まいの高齢者や身障者など社会的弱者が、助けも呼べないまま痛みに苦しみながら死んでいったり餓死する状況は、自治体や地域コミュニティが現実の問題として捉え、制度的に対処すべき課題でしょう。

ただ、誰でもいつかは死を迎えるわけで、その際に誰にも看取られずに死んでいくこと自体がそれほど不幸なこと、問題視すべきことなのでしょうか。そもそも人間は一人で生まれ来て、一人で死にゆく存在なのです。一人で死に臨むことを特別寂しがることはありません。また、周囲が憐れむこともありません。「死」とは、単に肉体が現世での活動を停止することでしかないのですから。

誤解を恐れずに言うなら、病院で死のうが自宅で死のうが、その死に優劣などないことも自明のことです。むしろ、これからの日本では、自宅でいかに死ぬかということを考えた方がよいかもしれません。

●突然死か、準備された死か

ピンピンコロリという言葉があります。高齢にもかかわらず身体はピンピンとして元気な人が突然コロリと亡くなることを形容した俗語ですが、主な死因としては、心臓麻痺やクモ膜下出血など心臓や脳まわりの疾患がほとんどです。

このピンピンコロリは、一般に理想的な死に方とされているようです。確かに、恐怖もなく、苦痛もないかあるいは一瞬で済みそうな突然死を、幸せな死に方だと思う人は多いのかもしれません。

一方、告知を受けたガン患者などのように、明瞭な意識を保ちながらある一定の期間、死と向き合って終末を迎える死に方もあります。こうした死に方はともすると嫌がられる傾向にあるようで、近親者の判断で最後まで告知しない場合も少なくないようです。要するに、死への恐怖に対する耐性の有無ということでしょう。また、死に至る過程で味わう肉体的苦痛に耐えられないと思う人もいるかもしれません。

しかし、現在の緩和医療は進んでいて、患者の状態に応じて、きめ細かく対処されてきています。

また、残された時間を自覚的に過ごす、つまり現世に残した自らに関わる事物・事象を整理整頓することもできます。現世に残され、これから先まだ生きていかなければならない近親者にとっても、これはありがたいことなのではないかとも思えるのですが、どうでしょうか。

そして、スピリチュアリズム、あるいは日本の神道的な考え方に立ち個性の存続を認めるならば、死は此岸から彼岸への移行といえます。死を境にして新たなステージに旅立つ前に、現世での来し方を振り返り、人生の意味について考えるのも意義があるのではないでしょうか。

いずれにせよ、死は死でありどちらの死に方が良い悪いという問題ではない、というよりどちらでもいいのではないでしょうか。

本節では、主に医療という視点から死の位置付けについて述べてきましたが、現在、患者とその家族、医師、そして社会、それぞれの立場において、死をめぐる概念が揺らいでいることがおわかりいただけたかと思います。

四●「生きる」ということの意味

ここまで「死」について様々な角度から述べてきました。繰り返すようですが、誰しも「死」を忌避することはできない。であるならば、私たちはなぜ「死」に向かって生きなければならないのでしょうか。

ここでは、「死」という視座から、「生きる」ことの意味について考えてみたいと思います。

●生老病死の実相

ところで、本書は各章のタイトルとして、仏教の基本概念のひとつである「生老病死」を拝借しています。人は、生まれて、老いて、病に罹って、死を迎える。人間の一生をこれほどシンプルかつ的確に表現した言葉は他にありません。

もっとも、本書ではそれを、人間が生まれてから死ぬまでの各ステージを区切るため便宜的に使っているに過ぎません。仏教で説く「生老病死」は、もっと深い意味合いがあります。

すなわち、生老病死とは、生まれる苦しみ、老いる苦しみ、病に罹る苦しみ、死ぬ苦しみ、いわゆる四苦、根本的な四つの苦しみのことをいいます。これに加えて愛別離苦《あいべつりく》（愛する者と別離すること）、怨憎会苦《おんぞうえく》（怨み憎んでいる者に会うこと）、求不得苦《ぐふとくく》（求める物が得られないこと）、五蘊盛苦《ごうんじょうく》（「五蘊＝人間の肉体と精神」が思い通りにならないこと）の四つの苦しみを合わせて八苦と呼びます。いわゆる、四苦八苦です。

なお、ここでいう苦しみとは一般に使われる「苦しい」という意味ではなく、「思い通りにならない」ということです。私たちも、ふだんの生活の中で思い通りにならない時、「四苦八苦する」などと言うではありませんか。

確かに、生きるとは、思い通りにならないことと同義かもしれません。

人間は老います。ピークを過ぎれば必ず老います。老いると頭が禿げたり、シワが増えたり、肌がたるんできたり、物覚えが悪くなったりします。化粧品を使ったり、薬やサプリメントを飲んだりして老化を遅らせることはできても、老化そのものを止めることはできません。嫌だなと思う方もたくさんいるはずです。しかし、思い通りにはならないのです。

人間はまた、老いると病気に罹りやすくなります。そして病気に罹ると、痛かったり苦しかったり、身体が不自由になったりと、嫌なことだらけです。これもやはり思い通りにはなりません。

病気が重くなると、死が近寄ってきます。そして、ある日余命を宣告されます。もう逝かなければならないのか、もっとこの世にいたいのに、ああ嫌だ。けれども、絶対に思い通りにはなりません。逆に、長く生き過ぎてほとほと疲れ、早くお迎えが来てほしいと思っても思い通りにはならないのです。

老いるのも、病気に罹るのも、死ぬのも、その根本原因は生きているからです。そして、なぜ生きているのかというと、生まれたからです。こんなに思い通りにならない人生であるのなら、いっそこの世に生まれてこなければよかったと考えても、もちろん思い通りにはなりません。

ことほどさように、私たちの一生は「苦＝思い通りにならないこと」に満ちているといってもよいかもしれません。仏教は、なかなか凄みのある真理を説いています。

それでは、この「苦」に満ちた現世には何の意味もないのか。そんなことはありません。

● 摂理と寿命

話を少し変えましょう。

ご存じのように、あらゆる自然科学の基礎になっているのは数学です。そして、長い間数学は、自然科学におけるどんな命題についても白黒をはっきりつけられるとされてきました。

ところが一九三〇年、オーストリアのゲーデルという数学者が「不完全性定理」なるものを証明してしまいました。不完全性定理の証明とは、ごく端折った言い方をすると、人間には絶対に解けない数学的命題があるということを明かしたものです。

このことは、何を意味するのでしょうか。数字という無機的な要素の論理体系である数学においてさえ人智の及ばない部分がある、つまり、私たち人間の知識の総体である自然科学を以てしても永遠にわからないことがあるということです。

ただ、ゲーデルの証明を待たずとも、時間や空間の無限性をはじめ、私たちは日頃から直感的に、この世界・宇宙について人智の及ばない神秘を感じているはずです。時空を超越した宇宙に思いを馳せる時、その在りようは私たちの人生観や死生観に容易に結びつきます。自らがより大きなものの一部である、誕生、進化、消滅、再生を繰り返す宇宙という永遠のドラマの一部であると考えれば、身体の死滅は恐怖の対象ではないことがわかるのではないでしょうか。

また、第一章でも述べましたが、人間は約六〇兆個もの細胞でできています。この六〇兆個の細胞および遺伝子の活動の順列・組合せを考えると、生命活動とは気の遠くなるような複雑系であることがわかります。

一個の人間でさえこのように信じがたいほどの仕組みを持っているのに加え、人間を含むこの地球の生態系、地球を含む二〇〇〇億個もの恒星から成る銀河系、一〇〇〇億個もの銀河系から成る宇宙、さらにいまもなお生まれ続けているとされる複数の宇宙とそこに属する存在は、すべて繋がった途方もなく大きな仕組みなのです。

ちなみに、「複雑系科学」とは、複雑な現象を複雑なまま理解しようとする学問ですが、その中のカオス理論のひとつに「バタフライ効果」と呼ばれるものがあります。これは、南米の密林で蝶が羽ばたくとテキサスでトルネードが起きるという比喩を用いながら、ごく微小な現象が様々な連関の中で拡大し大きな現象となることを証明したものです。

アリストテレスは「全体とは部分の総和以上の何かである」と言ったそうですが、ミクロな存在からマクロな存在に至るまで、森羅万象一切の在りようとその連関は、まったく想像を絶するものです。

「木を見て森を見ず」という言葉がありますが、現代の科学は、部分を解明することはできても、全体を捉えることはできません。矢作教授の『人は死なない』でも繰り返し述べられていますが、宇宙はもちろん、私たちが生きるこの地球に生起する現象の総体について、人間はほとんど何も知っていないといっても過言ではありません。細胞を培養しクローンをつくることはできても、その元になる一個の細胞をつくり出すことさえできないのです。

そして、その想像を絶した完璧ともいえるシステムは、普通に考えれば、偶然に現れ出たとは誰にも思えないはずで、何らかの大きな力の存在を意識しないではいられないのではないでしょうか。

古《いにしえ》から続く主要な宗教の教祖は、このシステムを創造し運用する絶対的な力＝意思を直観し「神」と名づけました。矢作教授はそれを「摂理」と呼んでいます。

さて、こうして考えると、この宇宙に存在するありとあらゆる事物、事象に意味のないものはないということになります。

もとより、「摂理」の意図しているところがわかろうはずもありません。ただ、おぼろげながら直観できることもあります。それは「大いなる調和」とでもいいましょうか、創造されたこの宇宙全体の調和、維持といったものが意思として働いているのではないかと思われるのです。

●「苦」に満ちた人生にも大きな意味がある

人間の世界に話を戻すと、古来より医療の歴史は細菌やウィルスによる感染症との闘いであったといえます。現在でも、せっかくガンの手術に成功したにも関わらず、肺炎に罹って亡くなる患者は少なくありません。また、既存のウィルスを克服できたと思いきや、まったく新しい深刻なウィルスが出てくるといったように、医療と感染症はまるでイタチごっこのような関係です。

また、人為的な事象に目を向けると、古来より現在に至るまで人間は一日たりとも殺し合いをやめたことはありません。膨大な資産、資源、科学技術、そして人間の血を投入する戦争は、誰が考えてもその愚かしさが歴然としているにもかかわらず、いまこの瞬間にも世界のどこかで繰り広げられています。

さらに言えば、科学を盲信し目の前の利便を実現するために環境を破壊することによって、当の環境から思わぬ報復を受けているという事実もあります。これはもう、人間に生来備わった「業」としか言えないのではないでしょうか。

当然のことながら、私たち人間だけでなく、地球や太陽にも「死」は必ず訪れる、つまり寿命が定められた存在であるということを考え合わせると、すべては大いなる調和の中にあるという、人間の善悪や生死を超えた摂理の大きな意思のようなものを感じざるを得ません。

さて、ここで改めて「寿命」について考えてみましょう。広辞苑には、寿命とは「命のある間の長さ。齢。生命」とあります。すなわち、寿命とは生命そのものの意であり、だとすれば「死」も生命の一部だということになります。また生物学的にも、「死」は種が生き残るための能力として位置づけられています。

人には必ず寿命があります。若くして亡くなる人もいれば、百歳を超えてなお生きる人もいます。事故などによって非業の死を遂げる人もいれば、安らかな死を迎える人もいます。そうした違いはあっても、それらはすべて寿命なのです。

第一章で述べた通り、遺伝子の機能は人それぞれによって異なり、したがって寿命はあらかじめそれぞれプログラムされていることになります。また、あと三〇秒ほど遅く、あるいは早く出かけていれば事故に遭って死ぬことはなかったのに、といったことを耳にすることがあります。プログラムされた死も一見偶然に見える死も、摂理によってあらかじめ決められた寿命なのです。

寿命の長さに本質的な意味はありません。長い短いにかかわらず、人の寿命にはそれぞれ、この世に生まれ生かされている固有の意味があるはずです。生老病死、思い通りにならない「苦」に満ちているように思える寿命にも必ず大きな意味があるのです。

五●死の向こう側

ここまで述べてきたことから、「摂理（＝神）」の存在とその力についてその明確なかたちを脳裡に描くことはできずとも、抽象的に直観することは誰にでもできるのではないでしょうか。

さて、あらゆる宗教は「神」という概念抜きでは成立しないということは既に述べた通りですが、宗教には「神」とともにもうひとつ、重要な概念があります。それは「魂＝霊」の永続性です。

●魂と身体

宗教において、神の存在と魂の永続性は切り離すことができないセットとなった概念です。また、科学者たちが主導した近代スピリチュアリズムにおいても、それは同様です。

一方、キリストの生誕より約五〇〇年前に、ギリシャの哲学者プラトンはその著『パイドン』の中で、師であるソクラテスが「肉体は滅んでも魂（プシュケー）は不滅だ」と語ったと記しています。死を含めたあらゆる自然現象の原因を神という概念抜きに思索しようとする哲学においても、魂の存在を認めているのは興味深いことです。

話は少しそれますが、二〇〇〇年に各国の大学および研究機関が五五カ国で行った「死後の世界」に関する意識調査によると、日本人の約三二%が「死後の世界」は「存在する」、三〇%が「存在しない」、三八%が「わからない」と答えています。

もうひとつ、二〇〇八年に読売新聞が行った日本人の「宗教観」に関する興味深い調査を紹介しておきましょう。それによると、「何か宗教を信じているか?」という問いに、約七二%が「信じていない」と答えています。しかし「先祖を敬う気持ちを持っているか?」という問いには、なんと九四%が「持っている」と答えています。これは、日本人固有の伝統的な祖霊信仰が生き続けている証左といえるのではないでしょうか。

さらに、「死んだ人の魂はどうなると思うか?」という問いに対して、約三〇%が「生まれ変わる」、二四%が「別の世界に行く」、一〇%が「墓にいる」と回答しています。つまり、日本人の実に六割以上が魂の存在を信じているのです。

二つの調査に若干の違いはありますが、宗教を持たない民族とされる現代の日本人の相当数が「魂」の存在を信じているという調査結果は驚きです。

死後の世界や霊魂の存在を信じる傾向を持つ日本人の感性は、古くから続く祖霊信仰、原初的な自然信仰(アニミズム)が深く根づいているからでしょう。

日本人は本来、主体と客体、人間と自然（宇宙）を厳然と峻別する欧米の機械論的自然観、自然（宇宙）の多様性を細かく単純な要素に分割して解釈しようとする還元主義的自然観とは異なった自然観を有していました。そこでは、自然（宇宙）と人間は連関性を保ち、自然（宇宙）の原理に即して生きることを理想としています。

ともあれ、以上述べたことからわかるのは、宗教者、哲学者、スピリチュアリズムの研究者のみならず、宗教を持たない人々も含めた大部分の人間が、「魂の存在と永続性」に対しては直観的な確信を持っているということです。

この事実は非常に重要です。なぜなら、神と魂に対する直観こそ、摂理が人間のみに与えた能力だと考えられるからです。

前出のエリザベス・キューブラー・ロスは、臨死体験を契機として「死後の生」について積極的に発言するようになったのですが、多くの終末期患者と接した彼女が「魂の永続性」を確信するようになった経緯はよく理解できます。

ロスは、『死後の真実』（伊藤ちぐさ訳・日本教文社刊）の中で次のように述べています。

死とはただ、チョウがマユを脱ぐのと同じで、肉体を脱ぐだけにすぎません。より高い意識への移行であり、そこでは再び、知覚し、理解し、笑い、成長し続けることができるようになります。

唯一失うものと言えば、もう必要のなくなった肉体のみです。

要するに、春になると冬のコートはもうぼろぼろになって必要ないから、捨ててしまうことと同じなのです。

死とは、つまりそういうことなのです。

六●今日を生きるために

人間は、いや人間を含めたこの宇宙に在ることごとくは、すべてオンリーワンの存在です。そして、摂理によって送り出されたそのひとつひとつの存在は、それぞれがオンリーワンのレゾンデートル、役割のようなものを持たされています。

だとすれば、たとえ死後の生があろうとも、いま生きている、生かされているこの瞬間、すなわち人生は、とても貴重なものといえます。だからこそ、自ら死を選ぶようなことがあってはならないのです。

繰り返すようですが、人間にはそれぞれ必ず固有の寿命があり、それはあらかじめ定められたものです。けれども、寿命が決まっているからといって、何をしようが人生は無意味だということにはなりません。どのように生きるかは、摂理により人間の本能として与えられた「自由意志」にもとづき、人それぞれ決めることができるのです。人間は、定められた寿命の中で、自分の人生を自分で選ぶことができるのです。

●欲望について

話は変わりますが、人間には欲望というものがあります。多くの富が欲しい、高い地位と名声を手に入れたい、その他様々な欲望を持っています。仏法でいうところの煩悩です。

確かに、そうした人間の欲望がエネルギーとなって、現在の高度な文明を築いてきたことは否定できません。しかしその反面、人間の欲望によって戦争が起こり、貴重な自然環境が破壊されてきたこともやはり事実なのです。

日常を振り返れば、少しでもお金を増やしたい、お金があればもっと立派な家を持つことができるし、美味しいものもたくさん食べられる、高級な服も買える、といった欲を持つのは確かに人情といえるかもしれません。しかし、そうしたことが本当に自分にとって大切なことなのか。落ち着いて静かに考えた時、金銭や資産の多寡は相対的な価値でしかなく、決して本質的な幸せにつながるものではないことは誰にでもわかるはずです。

もちろん、人間の欲望をすべて否定することはできませんし、釈迦のように、すべての煩悩を捨て去り解脱するというのも容易ではないでしょう（そうすることが可能であればとても楽でしょうが）。ただ、物事には「ほどほど」ということがあるのではないか、行き過ぎた欲望は人を決して幸せにはしないということを指摘したいだけです。

ドイツの哲学者ショーペンハウエルは「富は海水に似ている。飲めば飲むほど渇く。名声についても同じことが当てはまる」と言っていますが、実に巧みな比喩ではないでしょうか。

ところで、戦争は人間の本能的欲望によって引き起こされる、殺し合いは人間の業のようなものであると、先に述べました。しかし不思議なことに、摂理は人間に真逆な本能をも与えています。それは、利他行動という本能です。

通常の人間であれば、誰しも他の人間あるいは共同体に対して、親切にしたい、優しくありたい、役に立ちたいといった感情を本能として持っているはずです。欲望とともに、この利他行動という本能も人間の社会を進化させてきた大きな要素であることを忘れてはなりません。

●すべてを肯定して生きる

ある興味深い調査報告があります。大阪大学臨床老年行動学年報（一九九八年・第四号）に掲載されたものです。タイトルは『死生観と時間的信念の関連について』となっていて、近畿圏の大学生、大学院生を対象に調査したものです。

それによると、死後の世界や魂の存在を信じている人は、現在をしっかり生きることが将来に繋がるといった意識を持つ傾向があり、死を生きることの苦しみからの解放とは捉えず、人の寿命や生死は運命などでは説明できないと考えている傾向が見られたとしています。

また、豊かで肯定的な死生観を形成している人は、自分の過去・現在・未来を含めた人生を、統合したひとつの流れであると認識し、未来に希望を持ち、現在の生活に充実を感じ、過去を受容している。さらに、死の意味を比較的肯定的に捉えている人は自己の存在の重要性や生命の尊さを肌で感じており、一日一日を大切に生きていこうという意識が高いのではないかと報告しています。

本書では人間の寿命、人生の意味について述べてきました。

人間は縁あってこの世に生まれ成長し、老い、病に斃れて、死を迎える。誰しもこの循環から逃れることはできません。しかし、摂理の存在を自覚し、自分がいま在ることの意味を探る時、その循環も価値あるものに変わるはずです。

また、魂の永続性に思いを馳せれば、やがてやって来る「死」も決して恐れるべきものではなく、むしろひとつの救いのようなものであることに気づかされるはずです。

生まれたこと、生かされていること、に感謝の念を持ち、自分の身体を労わり、周りの人間を心遣い、過剰な欲を持たず、自分の身に起きるすべてをあるがままに受け入れながら今日を生きる。そして、与えられた寿命を十分に生き終える。生きるというのはそのようにあるべきではないでしょうか。

宮澤賢治の『雨ニモマケズ』という詩があります。

宮澤賢治は日蓮宗の熱心な信徒でしたが、この短い詩の中には日本人固有の普遍的な生活思想が織り込まれていて、共感する部分が少なくありません。

教科書に載るほど著名な詩なので、みなさんもよくご存じかとは思いますが、あえてここに全文を現代語訳で引用しておきます。

雨にも負けず
風にも負けず
雪にも夏の暑さにも負けぬ丈夫な体を持ち
慾はなく
決して怒らず
いつも静かに笑っている
一日に玄米四合と味噌と少しの野菜を食べ
あらゆることを
自分を勘定に入れずによく見聞きし解り
そして忘れず
野原の松の林の蔭の小さな萱葺きの小屋にいて
東に病気の子どもあれば行って看病してやり
西に疲れた母あれば行ってその稲の束を負い
南に死にそうな人あれば行って怖がらなくてもいいと言い
北に喧嘩や訴訟があればつまらないからやめろと言い
日照りのときは涙を流し

寒さの夏はおろおろ歩き
みんなにデクノボーと呼ばれ
褒められもせず
苦にもされず
そういう者に私はなりたい

南無無辺行菩薩
南無上行菩薩
南無多宝如来
南無妙法蓮華経
南無釈迦牟尼仏
南無浄行菩薩
南無安立行菩薩

最後となりましたが、矢作教授の『人は死なない』の末尾と同じ文章を以て本書を締めくくることにします。

「寿命が来れば肉体は朽ちる」という意味で人は死ぬが、「霊魂は生き続ける」という意味で人は死なない。

解説

私は、東大病院で救急医療に従事してきました。近年、そんな医療現場にいて驚くのは、病院に来れば私たち医師が病気を治してくれるので死なない、と本気で思っている人が多いことです。

また、「おぎゃあ」と生まれてから死ぬまでの「人生」ですが、いつ生まれたか、いつ死ぬかということは十人十色、皆違うのに、誰もが「平均寿命（ゼロ歳児の平均余命《よみょう》）」まで生きるのが当たり前と誤解しているのではないかと思われる人も少なくないようです。

そして、肉体の死を従容として受け容れることができずに、ひどく嘆き悲しむご家族の様子をみていると、ご家族は言うに及ばず後ろ髪を引かれながら他界した人まで気の毒に思います。

そもそも、私たちに個々人の寿命などわかるはずもありません。言うまでもありませんが、私たちは、創造主の摂理のもと、この故郷、祖国、地球、宇宙の中で生かさせてもらっている存在です。本来は、人の役に立つこと、その中で意識の向上を得る目的で生まれてきているのに、人生にはさまざまなことが起き、それらを不条理に感じるときもあるかもしれません。そんなときには、理屈抜きで人智を超えた力に素直に従えたらと思います。そうすることで、やがて自分の中にある生きる力が漲ってくることと思います。

最初に拙著『人は死なない』を書いた動機は、たいへん僭越ながらそういう人にとって気づきを得るきっかけになればと思ったからです。

私たちがつい見落としがちなもの、それは「長く生きる」という量の問題でなく、「いかに生きるか」という質の視点です。生きた長さはあくまでも結果だと思いたいものです。

生物学的な見地でとらえた「平均寿命」や「平均余命」という言葉に振り回されることなく、今回の人生をいかに生き切るかという視点を持つことが大事なのだと私は思います。

また、「この人生を自分がどう考えるのか、どんなふうに生きると楽しくなるのか」。大切な視点はここにあるのではないでしょうか。

私は常々、私たち人間の本質は魂《たましい》だと感じています。

肉体はこの世界で魂が活動するためにお借りした貴重な道具（着ぐるみ・乗物）であり、

このふたつを「どちらも大事なもの」と考える視点こそ、充実した人生を送るための大前提だと思うのです。

ふつうの人間である私たちには、自分の寿命はわからないものだと思います。ある人は病気で夭折し、ある人は働き盛りで事故死し、ある人は長寿をまっとうする。なぜそうなのかはわかりません。私たち自身にわからないお役目があるのだと思います。わからないものをあれこれ考えても心の安寧が乱れるだけです。私たちにできるのはただ今を生きることだけです。

本書は、生きる手助けを生老病死の4項目の章立てで書かれています。本書が、今を一所懸命に生きる方々にとって微力ながらお役に立てれば望外の喜びです。

矢作直樹

矢作直樹（やはぎ・なおき）教授のプロフィール

昭和56年金沢大学医学部卒業。その後、麻酔科を皮切りに救急·集中治療、外科、内科、手術部などを経験。平成11年東京大学大学院新領域創成科学研究科環境学専攻および工学部精密機械工学科教授。平成13年東京大学大学院医学系研究科·医学部救急医学分野教授および医学部附属病院救急部·集中治療部部長。現在に至る。著作は『人は死なない』（バジリコ）をはじめ多数。

人は生きる

2014年5月20日　初版第1刷発行
2014年5月29日　初版第2刷発行

編著　**バジリコ編集部**
発行人　**長廻健太郎**
発行所　**バジリコ株式会社**
〒130-0022
東京都墨田区江東橋3-1-3
電話　03-5625-4420
ファックス　03-5625-4427
http://www.basilico.co.jp

印刷・製本　**株式会社光邦**

ISBN978-4-86238-209-2